The metamorphosis to be classy, fabulous and irresistible.

蛻變後的優雅與讚嘆，令人無法抗拒。

Le Pivot

Ancient grows future

未來的起點

紓環波

國興中醫診所院長

方志男

著

李文韶、胡芳芳、李燕妮 撰稿

推薦序

開啟中西醫結合的新思維——紓環波Le Pivot

林昭庚
中央研究院院士
中國醫藥大學講座教授

過去我們在討論人體的生理構造及身體運作模式，甚至是疾病的治療時，經常以西醫的觀點為主來理解。但是身為中醫師的我們所依循理解的經典是源自於《黃帝內經》，當中所描述人體的生理及運作模式，甚至對身體臟腑的功能定義，和西醫有所不同。這使得生活在現代的中醫師們，在學習中醫的過程常常容易模糊在中醫、西醫對於人體醫理的認識，甚至是產生懷疑或排斥。志男醫師原本是物理系所畢業，因為對中醫的興趣轉而成為中醫師，至今執業已二十多年，執業當中曾發表一些中西結合觀點治療疾病的文章（如中風後遺症的治療）。如今「紓環波 Le Pivot」針灸療法的發表，是將中西醫觀念融合運用的最佳創見。

生活中的事物往往至少都有一體兩面的解讀，人體也是一樣，中西醫學對人的理解和認識正是對人所理解和觀察的兩個面向，如果再加上印度醫學和藏醫等等，是否又增加了許多的面向了呢？但是歸結這些理解，我們發現觀察的對象都是同一個個體，只是因為觀察視角的不同而衍生出不同運作模式。「紓環波 Le Pivot」就是將這些觀念融合發揮的針灸療法，來達到醫療的目的。

我過去運用科學方法研究探討針刺安全深度及針灸止痛研究，方醫師以其物理學專業背景潛心探究針灸技術，揉合中、西醫學解剖結構理論，是一個新的創見。

方醫師曾是我漢方中醫診所的實習醫師，接受我的訓練及指導。今天很高興能為本書《未來的起點：紓環波》（Le Pivot: Ancient grows future）寫推薦序，和讀者分享這新的觀念。

推薦序

一面治全身，智慧中醫的超前科學思維

美國加州大學硅谷校長 **楊磊**

無線與有線的人體通訊對人類世界的認知是全方位的，對人體的認知也應該是全方位的。宏觀與微觀的對應關係，就是「一葉知秋」，「窺一斑而知全豹，處一隔而觀全局」的道理，現代科學的名詞叫做「全息」，或者「3D世界」。基於這種認知方式，人體的局部與整體的關聯就可以用「無線與有線的人體通訊」來形容和實現。大家熟知的手診、面診、耳診，以及隨之而來的治療方法：手針、面針、耳針，同樣原理的頭皮針，都是全息療法，或者叫做3D療法。所以，頭有病不見得針頭，左肩痛可以針右膝，右膝痛可以針左手肘等，都屬於中醫全息思維，是智慧型的醫療手段。而人體的全息對應和聯絡，或者叫通訊，可以是有線的，也可以是無線的。有線就是循經施治，譬如，前額痛可以針「足三里」和「陷谷」兩穴，因為前額屬於胃經；後頭痛可以針「崑崙穴」，因為後頭屬於膀胱經。無線通訊的療法，譬如，腰痛可以針手部的「腰痛穴」，也可以針頭部的「百會穴」前方一寸處，因為這是全息對應穴，一到兩針就可以把腰痛治好。有線與無線的通訊在臨床上的應用非常廣泛，非常有效，省時省力，簡明而智慧，不是簡單的腳痛醫腳，頭痛醫頭的思維。因為，很多時候，頭痛的根源不在頭，腳痛的根源不在腳，如果只是治頭或治腳就變成「緣木求魚」了。

「紓環波 Le Pivot」針灸方法包含了全息療法的概念，是無線加有線的人體「通訊模式」，是一種智慧型的針法。本人有幸親臨了紓環波在美國「加州大學硅谷」的首發儀式，並親眼見證和臨床實踐了紓環波的療法，親自感受到了它「一面治全身」的療法和療效。因為面部是內臟的外在表現，也有面部與胃經、大腸經、膽經、膀胱經等多條經絡直接聯絡（有線通訊），所以，策略性的針面部，就可以達到治全身的效果（無線通訊），包括內臟的失調。這樣就不難理解，為什麼紓環波可以治病兼美容的原因了。學科學的人認為中醫是不科學的，偏偏中醫的思維是超前科學。人體生命的整體觀正是中醫的超前思維。紓環波是智慧中醫的典範，必然惠及普羅大眾。

推薦序

蛻變的開始，年輕的祕密

陳大衛
前加州針灸局局長

It is my pleasure and honor to recommend Dr. Michael Fang Ph.D. L.Ac. and the book he had written "Le Pivot".

我很高興也很榮幸可以推薦方志男醫師以及他寫的書《未來的起點：紓環波》（Le Pivot: Ancient grows future）。

I met Dr. Fang approximately 10 years ago. We had quite a lot of encounters and correspondence. Later on, I also asked him to teach continue education in Chinese medicine theory and method for United Acupuncture Association in Los Angeles, CA. He received excellence feedback from the member including myself. He is very thorough, knowledgeable and well-present.

我大約於十年前認識方醫師。我們經常接觸和聯繫；後來我還請他到加州洛杉磯聯合針灸協會教授持續教育課程的中醫理論與方法。他收到了許多會員，包括我在內的卓越回饋。方醫師是一個心思縝密、知識淵博及表現出色的人。

Approximately one year ago, he showed me an acupuncture treatment method for face lift on a patient. He performed the techniques for one side of the face in front of me. Half an hour later, he removed the needles. The treated side shows 10 years younger. The wrinkles and the lines on the treated side subside. I took the photo on both sides of the face before and after the treatment. I can see clearly the improvement as I mentioned.

大約一年前，方醫師向我展示了一種利用針灸使病人臉部提升的治療方法。他在我面前示範了半邊臉的技巧，半小時後，他把針拔掉，接受治療的一邊臉看起來好像整整年輕了十歲，臉上的皺紋和線條都消退了，我拍了治療前後臉部兩側的照片，正如我所提到的，我可以清楚地看到成效。

Dr. Fang is very knowledgeable in Chinese medicine, very polite and professional at all time. I like this person and respect his knowledge. I believe this will be a definite plus in your practice. Call him and talk to him sometimes, you will enjoy the conversation. If you should have any questions, please contact me any time.

方醫師的中醫知識非常淵博，而且為人彬彬有禮及專業。我喜歡這個人並尊重他的知識。我相信這對您的醫療實踐來說絕對是一個優勢。有時間的話打電話給他跟他聊聊天，您會享受談話的樂趣。

推薦序

治未病，為最上乘之醫術

李家雄
李家雄中醫診所院長

《未來的起點：紓環波》闡述方志男醫師開發的一套珍貴顏面針灸方法，透過中醫與西醫思維模式不同，中醫主「人」，西醫主「病」，方醫師關照著患者明確的病名治療，更加用心體貼「病人」的生活樣態、情緒狀況、七情六慾的外在展現，依患者面容覺察出其面部相對應的五臟位置與身心狀態，方醫師開發的「紓環波 Le Pivot」治未病為最上乘之醫術，也就是未病先防，不只美顏更透光彩，與現代預防醫學觀點相似，做法卻不盡相同。我有幸一同分享方醫師的成就，我很高興為之序。

我在早期出版內經臨床系列《觀面色知病情》（日文版目前十五刷）、《從臉看病》（日文版目前十三刷）等書，一九八五年很幸運得到馬光亞老師（1914-2005）贈我墨寶「精研靈素」，靈素為中醫之基本典籍，不易得其奧蘊，羡孜孜不倦，有獨到之功，故濟人如萬家生佛。從本書看到了方醫師甚得《從臉看病》之奧蘊，棒棒相傳，我很榮幸受邀作序推薦。

十幾年來，我出版了很精湛的《圖解中醫系列》十本堪為中醫研讀與臨床實用參考書；《論語情》、《論語義》、《論語愛》、《論語道》與《論語腦》等也持續學習寫作與出版。孔子是古代的學者、思想家和教育家，當仁不讓於師與居位司職和思不出其位，讓位與搶位之道，不也一以貫之而已矣。

人生位居首位都會讓位給能人，中國文學與醫學一樣脈脈相傳，北宋時期，胥偃（983-1039）對歐陽修（1007-1072）有知遇之恩；王安石（1021-1086）和蘇東坡（1037-1101）都是歐陽修錄取的考生，歐陽修贈王安石詩說：「老去自憐心尚在，厥後惟與子搶先。」蘇東坡從小就是歐陽修的鐵桿粉絲，歐、蘇年齒相差三十歲結為忘年交，歷史上稱「歐蘇」，歐陽修說：「我該當早點退休，好讓這團體早一點高人一等。」

期望後進們能站在「未來的起點」上，將中醫發揚光大。

推薦序

Le Pivot: The Origin of the Future

Ricky Kuo
Lac, DAOM
Staff Acupuncturist
University of California-Irvine
Susan Samueli Center for Integrative Medicine

In "Le Pivot Acupuncture," Dr. Fang presents a revolutionary approach that blends the ancient wisdom of Chinese acupuncture with the precision of modern medical science. This work is not merely a book, it is a journey into the art of healing that transcends cultural and medical boundaries, offering readers a unique insight into achieving both wellness and beauty through acupuncture.

Dr. Fang, with decades of clinical experience and an unwavering commitment to holistic health, introduces “Le Pivot Acupuncture” as a technique that balances the body's physical and aesthetic needs. This method, carefully detailed throughout the book, showcases how targeted acupuncture can lead to remarkable improvements in both chronic physical discomfort and facial rejuvenation. The narrative is enriched with case studies that demonstrate the transformative power of “Le Pivot

Acupuncture," making health and cosmetic benefits possible without pharmaceuticals products or invasive procedures.

The author's venture into Paris serves as a fascinating backdrop, reflecting the universal appeal and adaptability of "Le Pivot Acupuncture." Dr. Fang's interactions with medical professionals and beauty enthusiasts in one of the world's capitals of fashion and aesthetics highlight the technique's effectiveness and its resonance with contemporary desires for holistic treatments.

"Le Pivot Acupuncture" is a testament to Dr. Fang's innovative spirit and deep understanding of human health. It is an essential read for medical practitioners seeking to broaden their toolset as well as for individuals looking to explore alternative pathways to health and beauty. The book bridges the gap between traditional Chinese medicine and present health concepts.

By combining meticulous research with engaging stories, Dr. Fang not only educates but also inspires. “Le Pivot Acupuncture” is more than a medical text, it is an invitation to view health and beauty through a new lens, encouraging readers to embrace a treatment that promises balance, rejuvenation, and a deeper connection to the ancient art of healing.

推薦序

科學與醫學的專業之手，打通人的經絡穴道

余湘
媒體教母

「術業有專攻」，我一直深信這句話的道理。有專業，給人安全感和信任感，不管你作什麼，只要有了專業，必能事半功倍。

在我熟悉的行業或領域中，我信任專業、也器重專業，所以可以讓

我的事業作得更好。在我不熟悉的行業或領域中，我更看重專業，因為那是我不懂的內容，我必須更認清專業的重要性，進而才能幫助我、助我一臂之力。如同深奧的醫學，絕非泛泛之輩可以懂得的範疇。若是我要接受醫學之理，我必須要有人帶領入門，用深入淺出的語言文字、告訴我論述的依據，以及其效果，讓我知其然而知其所以然，而非盲目的填鴨理論。

讀方志男醫師新作《未來的起點：紓環波》（Le Pivot: Ancient grows future），吸引我的是「美麗與健康」這五個字，這是多少女性追求的極致，然而，各種學派、學理下的美麗與健康，有多少能真正達成？

從專業角度來看，一位從醫三十多年的臨床經驗，累積的是個案和具體的問與答；再旁及中醫和西醫的二合一，從不同觀點的各自論述、進而去釐清同中求異、異中求同的道理，用那手中的每一根針，針出效果，這就是專業。

專業，可以讓人信服、可以幫助人。在我的生活日常中，每一個專業的聲音，我聽進去；每一個專業的文字，我看下去，只因為這對我都是學習，會讓我有所收穫。就如同我的醫師好友方志男，他不但有中、西醫的深厚底子，曾經是物理系所畢業的學術背景，又再到韓國學習美顏針灸多年，透過他科學與醫學的專業之手，打通、調整了人的經絡穴道，有了不同的治療效果。

方醫師的醫術讓不少患者重拾健康與美麗，他仁心宅厚、將畢生所學透過文字，讓更多人知道他的專業論述，專業之所以為專業，就在這些每一個成功個案中所累積而成，鄭重的跟讀者推薦這本書。

推薦序

科技與人文融合，為醫學帶來新視野

許祐嘉
華碩電腦資深副總裁

在此我非常榮幸能向您推薦一本極具前瞻性的新作《未來的起點：紓環波》；它就像是一場關於美、健康、科技與智慧的華麗交響曲，方志男醫師是這場交響曲的指揮家，而每一位讀者都是這場音樂中獨特的旋律。

華碩電腦近年來積極參與智慧醫療領域，投入龐大資源應對當今複雜的醫學挑戰。方醫師作為我們眾多合作的專業醫師之一，對於華碩所推出的高科技智慧醫療解決方案，像是手持式超音波等，給予高度評價與支持。而他在臨床治療中也成功地應用了這些技術，獲得了令人振奮的效果。這樣的中西醫學結合展現了現代科技如何助力傳統醫學，為醫學發展帶來新的視野，成為科技與人文融合的楷模。

隨著我們踏入現代智慧醫療的時代，方醫師以其深厚的中醫學背景和對現代科技的熟稔，開創了一場引人入勝的醫學革命。這場革命的核心武器，竟然是源自於中國古老的「紓環波 Le Pivot」針灸術。這項治療不僅是臉部針灸的技藝提升，更是同時達到治療疾病的奇蹟。這是一種前所未聞的中西醫學融合，將醫學的理念推向了新的高度。

「紓環波」如同一道奇異的光芒，將中西醫學融會貫通，呈現出一種令人驚艷的醫學理念。方醫師以其卓越的醫學視野，成功提升臉部針灸至新高度，這不僅是外表修飾，更是同時治療疾病的奇蹟。這項發現就像一面精巧的稜鏡，將中醫醫學學理、西醫肌肉筋膜矯正理論，以及脈輪能量中心的效應巧妙地交織在一起。

本書深入探討了這一革命性的「紓環波 Le Pivot」針灸理論，為讀者呈現了一場中西醫學的卓越結合。方醫師的獨到見解，讓我們重新思考傳統醫學的範疇，打開了一扇通往未知的大門。在這充滿挑戰與變革的時代，我們需要有開創性思維的醫學先驅，方醫師正是其中之一。《未來的起點》將帶領讀者探索醫學的新境界，啟發對健康的理解，並激發對未來的期望。讓我們攜手迎向這個充滿希望的未來，感受中西醫學的奇蹟，一同走向更健康、更美好的明天。

推薦序

當之無愧的醫學奇才

范可欽
中廣主持人

方志男醫師，擁有眾多頂尖學術頭銜與多年豐富的臨床經驗，是當代中醫界的一位傑出代表。作為國興中醫診所院長、台北市立聯合醫院仁愛院區中醫部主治醫師，他不僅在臨床醫療上有著卓越的成就，更以其深厚的學術造詣和對中醫學的熱情，贏得了眾多學術機構的青睞與尊重。

方醫師的專業背景令人嘆為觀止，他在美國加州取得針灸師資格，並且是韓國宋貞和醫師 F.A.C.E. 美顏針灸認證醫師。此外，他在台灣中西結合神經醫學會曾擔任過秘書長，並在中華民國中醫癌症醫學會、中醫肝病醫學會等學術機構擔任理事，為中醫學的發展貢獻了無限的智慧與力量。

在《未來的起點：紓環波》（Le Pivot: Ancient grows future）這本書中，方醫師以他獨特的視角和豐富的臨床經驗，深入探討了中醫美容針灸的奧妙之處。他不僅創新提出了「紓環波」針法，結合了物理學與中醫學的精華，更以此為基礎，開發出了一套獨特的治療方法，能夠從面部針灸入手，影響全身的各個層面，實現身心靈的全面療癒。

透過方醫師的筆觸，讀者將深入了解中醫美容針灸的理論與實踐，並從中受益良多。方醫師不僅闡釋了傳統中醫學的經典理論，更通過個案分析和臨床實例，生動地展示了「紓環波」針法的優點與應用價值。這使得本書不僅僅是一部專業的醫學著作，更是一本關於身心靈平衡與健康的指南。

總的來說，本書是一部充滿洞察力與啟發性的著作，它不僅為我們揭開了中醫美容針灸的神秘面紗，更為我們帶來了對身心靈健康的新理解。無論您是對中醫學感興趣的讀者，還是希望了解身體運作機制的讀者，都不能錯過這部引人入勝的書籍，他的著作將為中醫學的發展開創新的篇章，為人類的健康與美麗做出偉大的貢獻。

推薦序

神祕的醫學，未來的科學

葉兩傳
紓環波品牌營運策略長

中醫學是古老時代人體解構的經驗統計學，人體的奧妙和疾病在黃帝手中，已經窺見究竟而為圖為文，為後代醫者留下清晰的軌跡。人體是小宇宙，人類的想像之外就是大宇宙。有一說，女人的情緒和月經是由月球在影響的。陪伴方志男中醫師五年來，耳濡目染的對中醫醫理漸感興趣，漸漸地由「感冒也可以看中醫」，到翻閱《黃帝內經》開始覺得有趣。我從重訓閃到腰、工作勞累肌肉緊繃，請方醫師針灸消除疼痛，到近年觀察到中醫的針灸術，已經發揚光大進展到臉部醫美保養美容了！這段期間我擔任過多次的白兔子，讓方醫師做針灸教學示範的人體模特兒，大夥兒都叫我「銅人」，因為不怕痛。

一根針插入我的肌膚，針在行進間我感受到筋脈肌理的回應，也親自體驗到臉部恢復了彈性的效應。方醫師是中央大學物理系碩士再轉習中醫學，我常看他在診治病患時，能以更超脫的大宇宙觀點判斷病情和進行醫療方式。光來了，黑暗就退去了！這也是萬物零合的道理。

方醫師從《黃帝內經》內應臟腑面診圖上發現人體和宇宙間的聯繫，核心的意念可以催促脈穴氣血的流動和筋絡臟器的活力，因而開創他自己的中醫學論證和臨床診療技術。

我歸結了方醫師的邏輯和發現，共同創作了以「紓環波 Le Pivot」品牌來呈現中醫學的時尚，有如西醫的「達文西機器手臂」般革命了開刀手術。「美顏針灸」如火如荼的興起，能同時美顏又能治病痛的「紓環波」更是技術之上，有遠見的醫師也爭相參與學習這樣的新式療法。許多新生代中醫師正在接受長期訓練後的考驗評量，方醫師特別請我來擔任銅人老師，讓方醫師示範也讓學員們試針。

未來的宇宙生活即將缺乏，如地球上的醫療資源，針灸只要幾針就可以提供人體完美的健康醫療和保護，我看火星人馬斯克（Elon Musk）將在不久的將來會投入中醫學的發展。

除了AI以外，針灸這不就是未來的科學嗎？

推薦序

醫心，初心，做最好的自己

時尚觀察家 **袁青**

一場讓全世界措手不及的疫情，或生死交關、或被迫隔絕孤離於世；一個全面攻占的ＡＩ世代來臨，或虛幻擬真、數位人工智能當道……科學真能帶來更好的未來嗎？《未來的起點：紓環波》這是一本找回宇宙運行真理；也是前所未見，一扇打開對於時尚視野大門的書。

但如果沒有物理科學的基礎、沒有結緣中醫的因緣際會，我想很難理解作者方志男醫師，這場宛如經歷了中醫和醫美相互作用的「蝴蝶效應」。

人類文明發展的每個階段，特別是近代工業革命後，一連串的變革，究竟是解放還是剝奪？說也奇妙，人類自古以來，師法大自然無可複製的美，卻又因為美而肆意巧取，獵殺動物皮草，亦或有違生態平衡的各種掠奪。

無可否認的，人們沾沾自喜於大躍進的進化同時，忽略了過度物化所造成的「末日」的反撲。這個關鍵時刻，方醫師提出「紓環波 Le

Pivot」理論，從物理「量子」學理，啟發對無法預測的天體混沌之探索，進而引領認識、理解過去我們常視而不見的徵兆。

選擇物理學，卻更成就了中醫的價值。由多物質所組成的人體，本身就是大數；應證於物理學角度，就是所謂「碎形理論」。基於同理，見證於體察身體經絡脈象，由小見大，窺知全貌的「針灸」醫理，不謀而合。

東、西方文化感官的差異，形成對立或相輔互補的觀點及論述。醫學和美學亦然：西方凸顯性別曲線之美，東方擅於隱喻含蓄；西醫治標，中醫探源，以調息經絡和氣血，思考另一種以修復機能的預防之道，提點出全新觀點的中醫「醫美」趨勢。

字裡行間，作者以開闊的心態看世事、看待身體，看待五千年脈絡的「漢學」中醫，如何從「全人」觀點出發，以針灸臨床經驗重拾人體與自然運行關係的協調。

Le Pivot 是蛻變，是傳統中醫的突圍，是全方位醫美新趨勢；像是在尋找獨特美麗的靈魂，不只是時尚，而是和「最好的自己」相遇。

作者序

開啟美麗與健康之鑰——紓環波 Le Pivot

「美顏針，不只是美顏。」自二〇一六年學習美顏針至今，我很篤定的這麼說。

近幾年來台灣美顏針正萌芽發展，許多中醫院所都相繼開辦專業門診。八年前到韓國向宋貞和教授學習取經，開啟我對針灸美容的窗。而

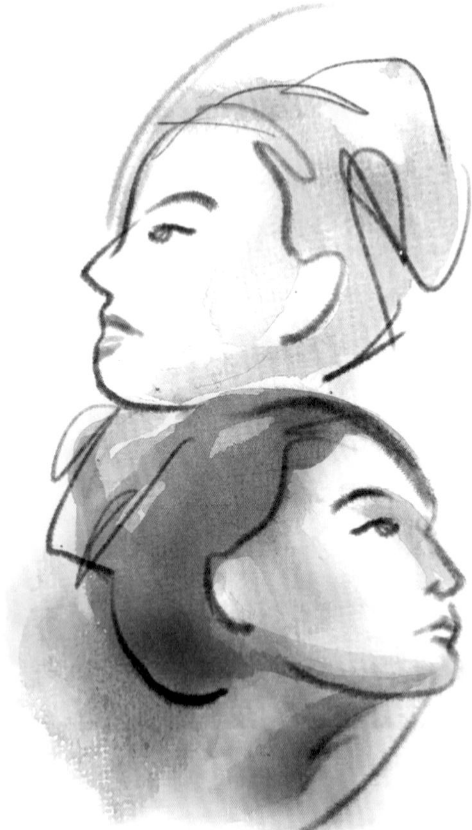

紓環波 Le Pivot：具有美容與治療疾病的雙重功效

「紓環波 Le Pivot」針灸理論與技術的開創，是我這三十幾年學醫及行醫的經驗累積，結合美顏針後所延伸出的獨到見解。

從奧地利哲學家維根斯坦（Ludwig Wittgenstein）在其著作《哲學研究》（Philosophische Untersuchungen）出現的「兔鴨錯覺圖」中，我們可以觀察到，同一張圖，透過各自的觀點，卻能產生不同解讀。有人看是鴨，有人說是兔，若從沒見過兔鴨的人，可能會出現第三種答案。因此，當我們去理解萬事萬物，似乎習慣依循一個道理在運作，然而大自然之奧妙，讓我們難以用單一標準來涵蓋所有的道理。

如同現今許多人在談論中西醫結合時，雖說將中醫及西醫觀點以系

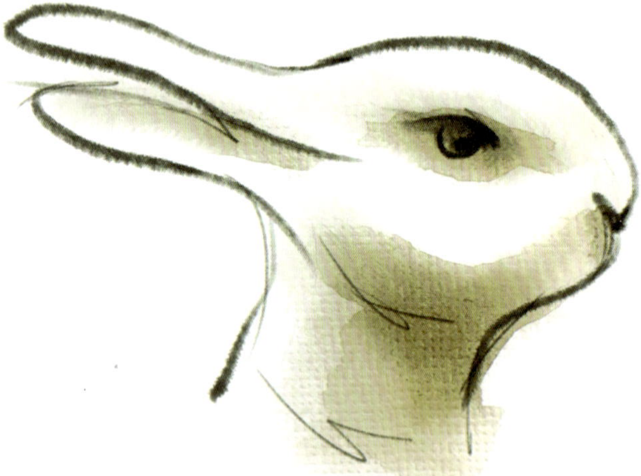

兔鴨錯覺圖

統性的帶出，但常常最終仍是各自表述，中醫一套，西醫一套。「紓環波 Le Pivot」理論，試著將中西醫對人的理解進行統合，透過不同面向及層次的觀察，使人體無論是生理狀態、病理樣貌，在呈現時都能更趨於完整，就像所有事物至少都有「一體兩面」的解讀。經由深入遍覽中醫和西醫相關書籍，我從中領略不同領域的思維，開啟並引領我將這些觀念具體呈現出來。

箇中的道理，被我歸結在「紓環波 Le Pivot」的「稜鏡效應」中。

醫學到了極致便是藝術，「紓環波 Le Pivot」針術所提出的創見：「不僅美顏，更能治病。」此前所未有的思維模式，將帶給現今醫學界，無論中、西在觀念上的改變和影響，「稜鏡效應」的發現、闡述及運用，讓人們以天然的方式還原、歸真、逆齡，進而蛻變為「做自己的美」，擁有由裡到外最真實的健康。醫藝術—紓環波 Le Pivot 的貫通與發現，是我提煉古書、淬鍊科學、博古通今後，送給世界的禮物。

這三十幾年如一日的走來，所有的心得和發現，如今都呈現在這本書《未來的起點：紓環波》（Le Pivot: Ancient grows future）中。我非常感謝太太淑芬的支持，同時感念教導我的諸多師長和朋友，還有最佳的事業夥伴葉兩傳（Bob）給我的啟發，以及兩位參與專訪與分享學習心得的學生李文韶醫師與林怡嫣醫師。最後感謝李文韶醫師與撰稿作家胡芳芳、李燕妮共同完成策劃專訪與撰稿，讓我有機會將這些想法形諸文字，呈現給世人。最後，我要感謝所有支持我們的人，在後記中，呈現巴黎之行，雖然面臨重重困難，但我們帶回的是當地人的認可和信任，讓「紓環波 Le Pivot」終於踏出國際的第一步，這是我們努力的成果，更是得力於所有支持者的鼓勵。

目錄

推薦序　開啟中西醫結合的新思維——紓環波 Le Pivot　林昭庚　002
推薦序　一面治全身，智慧中醫的超前科學思維　楊磊　005
推薦序　蛻變的開始，年輕的祕密　陳大衛　009
推薦序　治未病，為最上乘之醫術　李家雄　014
推薦序　Le Pivot: The Origin of the Future　Ricky Kuo　018
推薦序　科學與醫學的專業之手，打通人的經絡穴道　余湘　022
推薦序　科技與人文融合，為醫學帶來新視野　許祐嘉　026
推薦序　當之無愧的醫學奇才　范可欽　030

推薦序　神祕的醫學，未來的科學　葉雨傳　033
推薦序　醫心，初心，做最好的自己　袁青　037
作者序　開啟美麗與健康之鑰——紓環波Le Pivot　041
前　言●以新思維看世界　054
第一章●樞紐，生命能量傳遞之鑰　058

人類對火星一直充滿想像，甚至不斷探測是否有生命存在的可能，而我這顆原本唸物理的腦袋，同樣不忘用科學思維去探索事物的可能。在物理學對大自然的理解，從巨觀牛頓力學進到微觀量子力學，從看得見到看不見，當以量子世界的思維模式去理解看不到的世界，結合現代科學家利用量子尺度的檢測儀，發現人體上有疑似「氣」、「經絡」的存在，這些結果進一步印證了古人的論述，更啟發了我如何理解看不見的氣和經絡。

第二章 ● 蛻變，找回宇宙運行真理 071

人本身就是大數，由非常多的物質所組成，古人發現可以透過局部窺知全貌，中醫所提到的全息律，正是由小見大的道理，傳承千年的《黃帝內經》內應臟腑面診圖，至今仍歷久不衰，成為中醫從臉部對應臟腑肢體診斷時的依據，面部上所產生的陽性反應部位，即顯示相對應於身體某個部位的病變。因此，透過扎針於全息律對應之穴位，可產生疾病治療效果。以科學角度去思考，可以現代之碎形理論來類比。

第三章 ● 啟動，打開通達身體樞紐 085

《黃帝內經．靈樞邪氣臟腑病形第四》：「首面與身形也，屬骨連筋，同血合於氣耳。……十二經脈，三百六十五絡，其血氣皆上於面而走孔竅。」為追求美麗而走進診間尋求顏面針調整的人們，面部狀態不如己意的背後，實則是身體五臟六腑與肢體正處於「亞健康」狀態。現代所提倡的預防醫學觀點，早在上古中醫裡便已闡明，紓環波針法體現「上工治未病」，在未釀成大病前，疏通並重啟健康的新循環。

第四章 ● 謀定，中醫理論精準落地 100

「實踐見真知。」已故耳醫學之母黃麗春教授總如此提點著我。古書中的理論，透過臨床的反覆修煉、驗證，不再止步於坐而論道，中醫師始能跳脫症狀的桎梏，理解並堅信，為何不頭痛醫頭，腳痛醫腳，這不容易。中醫不是魔法，不虛無，不杳渺，更不冥茫，他來時，穿過冬，渡過河，足跡遍遍。所以，莊周夢蝶，不荒誕、不洸洋，他知蝶，識蝶，也是蝶。

第五章 ● 堅持，醫與病的彼此相長 114

許多對病情幾乎面臨絕望的患者與家屬走進診間時，我看到他們渴望獲得重生機會的眼神，總是鼓勵他們：「健康的事，不是看到希望，才去堅持，而是堅持之後，就能看到希望！」我從不放棄任何一位向我走來的患者，必竭盡所能與其同一陣線，對抗疾病。

第六章 ● 提攜，精益求精堅定心性 125

「妳要知道，很多事情，不是不可能，而是妳有沒有那個能力做到。」聽完實習醫師的困擾後，我這麼回應她。什麼叫做醫療資源的浪費？是現代醫學儀器有極限，還是醫師本身的學藝不精？面對患者家屬的不放棄，找上了你，你也許就是他們的唯一。

第七章 ● 醫心，親力親為視病猶親 136

在一次訪談中，太太曾提到這段過往：「先前我曾幫他買過一件喀什米爾羊毛料的毛衣，結果手肘的地方卻磨破了。」每日看診不僅有針灸的治療，若患者能透過推拿整脊而獲得更好的療效，我會儘可能安排，即便這一類的治療方式非常耗時耗體力。因此，那件羊毛衣才會在手肘處磨損，這就是經常為患者放鬆肌肉筋膜時所造成的結果。

第八章 ● 精品，成就獨特美麗靈魂 150

「Le Pivot is a metamorphosis.」Le Pivot 是蛻變、是超越、是時尚、是美麗，是永不放棄做最好的自己。用創新的觀念，突顯針灸醫學的價值，這是提出「紓環波 Le Pivot」理論時，期待能為中醫帶來改變的重要想法，亦是對傳統醫學在現今社會發展上，超越過往的傳統思維模式。

後記●巴黎行之一，接軌時尚之都 155
後記●巴黎行之二，紓環波 Le Pivot 驚艷展現 165

前言

以新思維看世界

我們生活在以西方科學為主流的社會，看待事物的理解方式也會以西方科學的邏輯思維為主。身為現代社會的中醫師，在學習醫學知識的過程中，常常會自我模糊在中醫、西醫兩者對於人身體運作上的理解與定義，甚至會讓同時存在於自己腦袋裡的中西醫產生相互排斥、矛盾和懷疑。身為中醫師，不同以往，在校修業時數中、西醫學科各半，以便符合社會需求。因此，

如何在看診時用中醫腦袋診斷，解釋病情時用西醫語言溝通，開藥、針灸時中西醫腦合參，是現下中醫師必備的技能。紓環波 Le Pivot 針灸療法是一個開端，用更寬廣的思維認識人、療癒人。

我希望想要認識、學習中醫的人能體會到，中醫始終是從「全人」的觀點出發，來看待和解決發生在人身上的各種疾病問題。在這樣的方式下，如何看待疾病、解讀發生在人體上的病症，便會基於其不同的文化知識背景，以及不一樣的語言表達方式，來描述人的生理、病理。

美國哈佛大學學者粟山茂久（Shigehisa Kuriyama）的著作《身體的語言：從中西文化看身體之謎》（The Expressiveness of the Body and the Divergence of Greek and Chinese Medicine）闡明了，東、西方因不同的文化感官以及語言闡述方式，使得兩方在經驗上對於疾病的描述、看法產生差異。目前以西方醫學教育為主體的醫療體系，普遍以西醫觀點來看待人體，當從西醫角度去治療疾病時，在某些疾病上，就所知醫療知識中還未能找出解決方案。我們若能夠從另一個角度：中醫學，以中醫理論所提到的經絡、氣血、臟腑等觀念來思考疾病發生的模式，即可找出問題另一種可行的解決方案。

所以，期盼讀者能夠以開放的心態，看待已有五千年脈絡的中醫，用寬闊的想法看待人、看待身體，能夠以更高的智慧看待人與疾病的問題。我常提醒自己，在治療疾病上沒有所謂的權威，現在可以治癒手上的患者，不表示下一位同樣能治癒，唯有竭盡所能做好醫者本分，才能讓患者與醫者本身邁入蛻變的可能。

感恩上帝賦予我的恩賜，藉由這套「紓環波 Le Pivot」針法所提出的理論與方法來拋磚引玉，提供醫者或患者以不同的思維看待疾病，也帶給未來人們解決問題、迎向健康生活的方案。不只讓你美麗，更要你健康（Laissez-vous avoir la beauté et la santé）。

第一章

樞紐，生命能量傳遞之鑰

人類對火星一直充滿想像，甚至不斷探測是否有生命存在的可能，而我這顆原本唸物理的腦袋，同樣不忘用科學思維去探索事物的可能。物理學對大自然的理解，從巨觀牛頓力學進到微觀量子力學，從看得到，到看不見，當以量子世界的思維模式去理解看不到的世界，結合現代科學家利用量子尺度的檢測儀，發現人體上有疑似「氣」、「經絡」的存在，這些結果進一步印證了古人的論述，更啟發了我如何理解看不見的氣和經絡。五千年前古代中醫就發現，人體有著如無形軌道運行的經絡，載運「氣」，幫助維持生命的運作。某天，坐在診間瞇眼思索著如何透過不同的層次及角度，開創美顏針的更多可能時，恍惚間，身體竟不自主的向上飄移……

一眼瞬間：神永恆的作為

失重感讓我俯身看著躺坐在椅子上的自己，逐漸地從一個圓、一個點，直到消失不見。漩渦、星點、霧霾……，越專注想看清卻越是一片渾沌，霎時，一道閃光劃過，眼前這片望不到邊際的凹凸不平，塵土飛揚，是沙漠。如此靜穆、死寂，伴隨著一股一股的旋風，飛沙走石，將地表吹皺，一陣一陣的沙浪，向前湧動，將沙漠揭去了一層，又揭去了一層。「是塞東尼亞區的火星人臉！」我心中一驚，從美國太空總署探測到的畫面竟近在咫尺，如此的視角和光線，捕捉到的一眼瞬間，化為神永恆的作為。

這無邊的宇宙，我為著自己的卑小而顫抖。

據了解，塞東尼亞區本為火星古代的海岸線，「海岸線……，這難道是暗示？」似是有什麼東西，激烈震盪著我的靈魂。海岸線在近代法

未來的起點：紓環波
Le Pivot：Ancient grows future

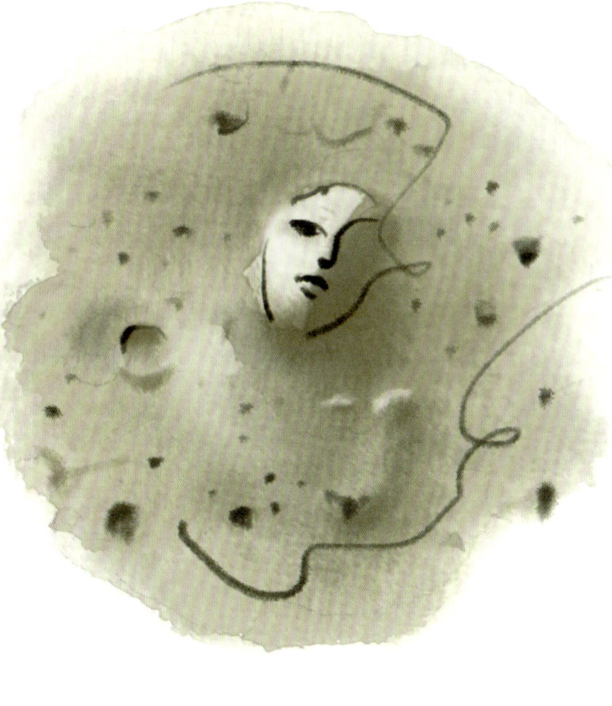

火星人臉圖

國數學家本華・曼德博 (Benoit Mandelbrot) 眼中，翻轉出其思想的轉捩點，發展出了新的維度觀念：碎形 (Fractal Geometry)。

思及此，眼睛瞬地睜開，燈光熱辣辣的刺眼，瞥見桌上剛沏的茶還冒著煙圈，一如心中的悸動上升後持續繚繞盤旋，我手探孤獨，想解開。掛鐘滴答滴答，下午三點二十三分，我在診間。

眾裡尋他千百度，驀然回首，那人卻在燈火闌珊處

美顏針的更多可能，實則早已建基在以往接觸到的各類針法與臨床實踐及體會上。靜思得之，浮動的心漸漸沉澱，不再外求，不再疑惑。

中醫裡，經絡氣血的存在與運作的現象，就如同太陽系中各行星運行原理的萬有引力和軌道。因為萬有引力，太陽星系的行星能夠始終圍繞著太陽運轉，就像是有一股「氣」（氣相當於萬有引力），在推動各行星圍繞著太陽，使得這些行星能在特定的軌道上運行，循環不息。氣是一種力（force），當這個「力」推動著不同的物質，它就會帶出不同的身體效應。例如氣推動帶電物質，它就會在身體上產生電流效應，同時，由法拉第定律也帶出身體的磁效應，由此也解釋了中醫理論的各種氣的定義。如「衛氣」：表示氣帶動身體的免疫物質；「營氣」：表示氣帶動身體上的營養物質。氣帶動身體的各種物質，依循著存在在身體上的無形軌道（經絡），循環無端的周流著，維持身體的功能及延續

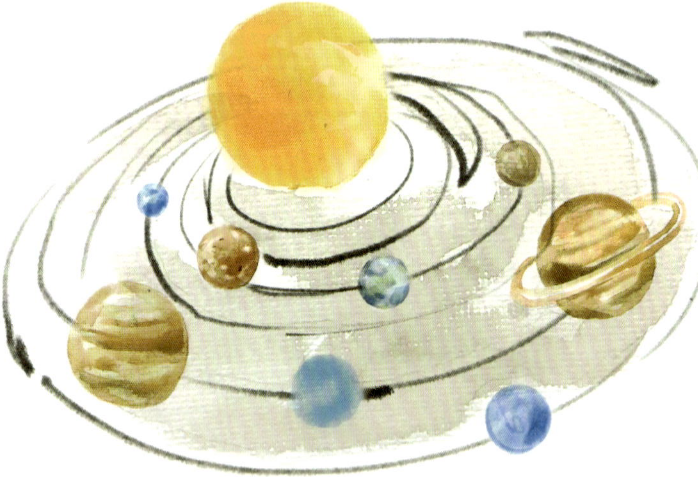

太陽系圖

著生命。

若將這無形的軌道比喻為河流，那穴位就是河流在不同段落因地形而產生的湖泊，湖泊能夠調節水流量，同樣地，穴位正是人身體氣血行經之處的中繼站、調節站。回顧在中醫學理中所講的身體運作模式，是透過人體內的經絡通道，來傳遞體內表達的訊息與乘載的物質，而「氣」在其中扮演關鍵角色，醫師可以透過在穴位上針灸引導氣來打通身體經絡穴道，疏通氣血，產生對應各種不同疾病的治療效果。

有位僵直性脊椎炎[1]的先生，固定會從台中上來台北找我做美顏針療程。有次，他按照時間固定回診。

「方醫師我跟你說，我昨天扭到腳今天還在痛。」皺著眉，他一跛一跛地走進診間。

「左腳踝？」看著他走路的姿勢，我推測。

「是呀，現在還是腫的。」他說，語氣多了分無奈，右手撐著桌邊緩緩地坐下。

「看樣子還在發炎，記得燥熱的東西這陣子先不要碰。」我觸診後發現腳踝局部溫度較高，膚色稍顯發紅。

「等等除了美顏針外，腳踝要處理一下嗎？」他問。

「先做美顏針。」我心裡盤算著，這個問題可以一併在臉部針灸時改善。

「現在你試著腳踝動動看。」扎完針後，我說。

「咦！鬆開了耶！不痛了，奇怪，怎麼會這樣?!」他吃驚於原本疼痛緊繃的腳踝就這麼解開了，關節轉動變得靈活，肉眼可見的腫消了。

我所運用的道理很簡單，就是經絡。頭面部的穴位甚多，經絡遍布，有些連到手，有些通到腳，只要診斷在對應病灶的同一條經絡進行遠端施針，便可改善氣血循環，達到立馬消腫止痛的效果。

《黃帝內經．靈樞經水第十二》：經脈十二者，外合於十二經水，而內屬於五臟六腑。

《黃帝內經．靈樞經脈第十》：經脈者，所以能決死生，處百病，調虛實，不可不通。

《黃帝內經．素問調經論篇第六十二》：五臟之道，皆出於經隧，以行血氣。血氣不和，百病乃變化而生，是故守經隧焉。

這位先生僵直性脊椎炎的病況，在接下來的美顏針療程中逐漸改善，原本因脊椎疼痛而無法平躺睡過夜的現象，在治療半年後已能安穩一覺到天亮。回西醫門診施打生物製劑[2]的頻率，也從兩週一次降為二至三個月一次，箇中的道理，不僅僅是透過穴位經絡，其關竅，我稱之為：

「Le Pivot，樞紐。」

這是個驚人的發現。

註解：

1. 僵直性脊椎炎：是一種慢性進行性自體免疫疾病，主要侵犯軀幹正中央的骨關節，通常開始於腸薦骨關節的滑液囊炎，逐漸往上侵犯脊椎之滑膜關節，由腰椎、胸椎最後至頸椎。

2. 生物製劑（Biologic Therapy）：一種透過生科技術研發的抗體藥物，這些抗體可以在患者體內去中和抵銷那一群不受控制的發炎因子，最後希望能達到終止發炎因子所帶來的負面連鎖反應。

第二章

蛻變，找回宇宙運行真理

人本身就是大數，由非常多的物質所組成，古人發現可以透過局部窺知全貌，中醫所提到的全息律[1]，正是由小見大的道理，傳承千年的《黃帝內經》內應臟腑面診圖，至今仍歷久不衰，成為中醫從臉部對應臟腑肢體診斷時的依據，面部上所產生的陽性反應部位，即顯示相對應於身體某部位的病變。因此，透過扎針於全息律對應之穴位，便可產生疾病治療效果。以科學角度來思考，可以現代之碎形理論（Fractal Geometry）[2]來類比。

從表徵看見真實

這張由宇宙力量塑造的人臉，在火星那端，遙望著中醫流傳千年的《黃帝內經》內應臟腑面診圖，給我的啟示，便是尋根。

《黃帝內經．靈樞五色篇第四十九》：「明堂骨高以起，平以直，五藏次於中央，六府挾其兩側，首面上於闕庭，王宮在於下極，五藏安

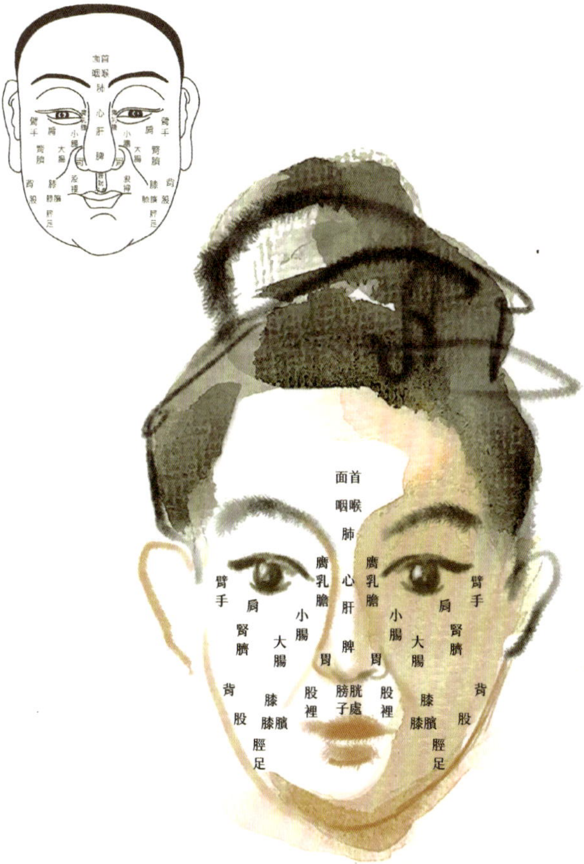

《黃帝內經》內應臟腑面診圖：中醫從臉部對應臟腑肢體診斷時的依據。

於胸中，真色以致，病色不見……」在這段文字中，闡明中醫診病，可透過觀察面色，而得知一個人是否健康。面部若以區域來劃分，對應身體各個臟腑及肢體；以顏色來辨明，可得知病因及病性；以色塊的聚散，推斷病程的趨勢與輕重。

「哇！你眉頭的皺紋深到都可以夾死蚊子了！」我說。一位先生蹣跚地走進診間，臉部焦點全在那深鎖的憂心忡忡。

「有嗎？」靦腆的他，坐定後笑著伸手，試著撫平眉頭，還是鎖。

「哪裡不舒服？」我問，心裡已然有底。左手同時搭著他的右手脈做確認。

「最近胸悶很厲害，總覺得喘不過氣，這幾天連帶背部也跟著痛。」

他左手忙摀著前胸，又探向後背，深怕我感受不到他的難受程度。

「等等針灸，我開些藥你配合著吃。害怕針灸嗎？」我問。

「再痛也不會比我現在還難受了。」他苦笑，眉頭還是鎖。

「你現在試著深呼吸感覺一下。」在他眉間，那坦克般輾過的車轍上扎滿針後我說。

「蛤！」他震驚的看著我。

「怎麼樣？」我會心一笑。

「舒服很多耶！背部不痛了，也可以深呼吸了，怎麼會這樣？」驚喜的他，這次真的笑了，笑開了。

我所運用的道理，就是中醫全息律。這位先生在眉心處顏色暗沉，兼夾深陷的皺紋，兩眼間也有淡淡的褐色斑。以區域劃分來看，眉心對應肺臟，皺紋集中在眉心，就代表肺功能欠佳。兩眼之間對應心臟，褐斑出現，心臟機能不全；再論色澤，眉心暗沉，兩眼間病色更聚攏而形成斑，表示心臟功能不好，連帶肺臟一起受影響。

飲上池水，盡見五臟癥結

《史記．扁鵲倉公列傳》[3]中提到，扁鵲到了齊國，透過望診，便看出齊桓侯身體有恙。

「您有小病在皮膚和肌肉之間，不治療將會深入體內。」入朝拜見時，扁鵲向齊桓侯說道。

「我沒有病。」桓侯否認。

「這醫師貪戀功名利祿，想把沒病的人說成是自己治療的功勞。」等扁鵲走出宮門後，他對身邊的人說。

「您的病已在血脈裡，不治療恐怕會深入體內。」過了五天，扁鵲見桓侯時說道。

「我沒有病。」桓侯否認，顯然不高興。

「您的病已在腸胃間，不治療將會更深的侵入體內。」又過了五天，扁鵲再見桓侯時說道。

去。

「……」桓侯這次以沉默代替回答，心中充滿不悅。

又過了五天，扁鵲見桓侯，換成他不講話，看了一眼就向後退的離去。

桓侯好奇，派人問扁鵲因何離去？

「疾病在皮肉之間，服用湯劑便可袪邪氣；疾病進入血脈，靠針灸和砭石可達治病療效；疾病進入腸胃，藥酒能達到治病目的；疾病深入骨髓，即便大羅神仙也無力回天了。現在疾病已進入桓侯的骨髓中，因此我不會再要求他治療。」扁鵲說道。

五天後，桓侯身患重疾，派人召請扁鵲，扁鵲早已逃離齊國。桓侯病死。

這是史書上，中醫望診例子的代表，扁鵲得長桑君授予方書，飲上池水，三十日後能看穿人體各部位的疾患。司馬遷在行文間，雖帶有神話色彩，卻生動傳達了中醫望診的藝術。從整體的體型、樣態，到局部的顏面、五官，望神、望色，動靜之間，從而推敲出患者的生活樣態、情緒狀況來進行診斷，這令科學費解的古老智慧，無不時時刻刻發生在中醫診間。

端視著內應臟腑面診圖，我闔上書。這流傳了千年的緘默，一弧淺

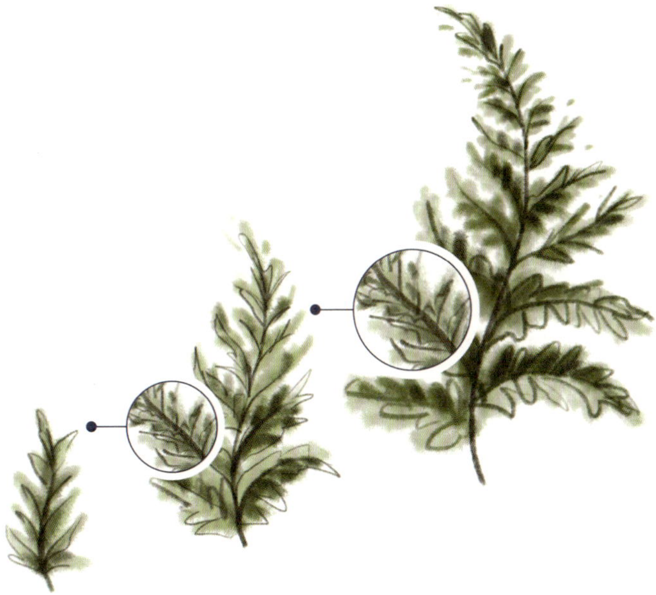

自然界碎形理論的例子。

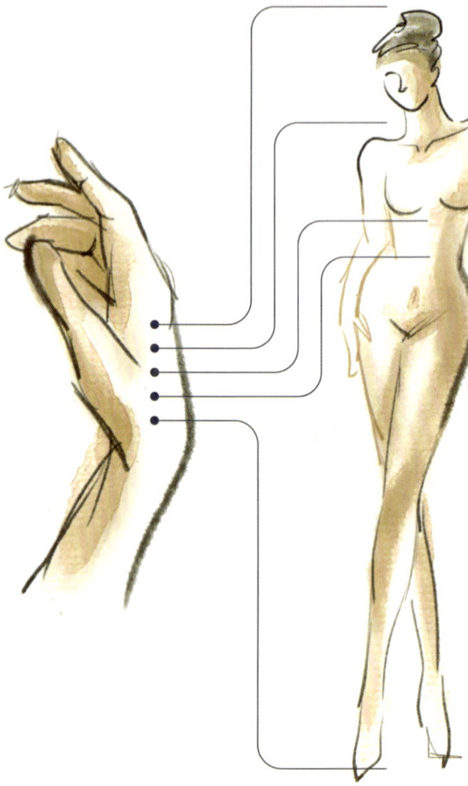

張穎清教授，提出中醫全息律的例子。

笑，沒有說破，卻什麼都說了。

註解：

1. 全息律：一九八一年，學者張穎清教授在知名的《自然》雜誌發表了「生物全息律」，建立了全息生物學的里程碑，並為古典中醫的許多觀察結果做出了合理的解釋。「生物全息律」，即是生物體的某一局部，能反映整個生物體的訊息。

2. 碎形理論：碎形理論中最具代表性的例子是科赫雪花（Koch snowflake），也稱為科赫曲線（Koch curve）。它具有自我相似性，意即在不同的尺度下呈現出相同的形狀。

3. 史記原文：齊桓侯客之。入朝見，曰：「君有疾在腠理，不治將深。」桓侯曰：「寡人無疾。」扁鵲出，桓侯謂左右曰：「醫之好利也，欲以不疾者為功。」

後五日，扁鵲復見，曰：「君有疾在血脈，不治恐深。」桓侯曰：「寡人無疾。」扁鵲出，桓侯不悅。後五日，扁鵲復見，曰；「君有疾在腸胃閒，不治將深。」桓侯不應。扁鵲出，桓侯不悅。後五日，扁鵲復見，望見桓侯而退走。桓侯使人問其故。扁鵲曰：「疾之居腠理也，湯熨之所及也；在血脈，鍼石之所及也；其在腸胃，酒醪之所及也；其在骨髓，雖司命無柰之何。今在骨髓，臣是以無請也。」後五日，桓侯體病，使人召扁鵲，扁鵲已逃去。桓侯遂死。

第三章

啟動，打開通達身體樞紐

《黃帝內經．靈樞邪氣臟腑病形第四》：「諸陽之會，皆在於面。……首面與身形也，屬骨連筋，同血合於氣耳。……十二經脈，三百六十五絡，其血氣皆上於面而走孔竅。」為追求美麗而走進診間尋求顏面針調整的人們，面部狀態不如己意的背後，實則是身體五臟六腑與肢體正處於「亞健康」狀態。現代所提倡的預防醫學觀點，早在上古中醫裡便已闡明，紓環波針法體現「上工治未病」，在未釀成大病前，疏通並重啟健康的新循環。

醫者觀人尋病根

人，隨著時間衰老，臉部由裡到外，骨質的流失、脂肪墊的位移、肌肉的萎縮、皮膚的鬆垮等同步發生，結果就是外觀看上去不敵地心引力的全臉下垂。現今西醫醫美，以光電、注射、手術為主流，而中醫也提出了「美顏針」治療，主打訴求離不開除皺、拉提、小臉、亮澤、校正臉型等面部功效，我想這是大多數醫者的想法。由前兩章提到的案例可看出，人的身體是連貫的，否則不會在面部特定部位針刺後立馬改善腳踝扭傷的紅、腫、熱、痛，就連胸口滿悶痛徹背也能即刻見效。美顏針，不該只停留在肌肉筋膜層次的美容效用去探討，否則可惜了。

何以言「樞紐」？便是在我多年行醫的經驗中，在人體上所發現的關竅。

僵直性脊椎炎的患者，何以在中醫美顏針介入治療半年後開始能一覺到天亮？甚至能將生物製劑用量減半？胸悶背痛的患者何以能真的開懷顏笑？再看一個案例。

「我記得有一年除夕夜，一位急診室的值班醫師，試圖處理了一個半小時都還沒辦法把我媽媽的下巴復位。」患者家屬回憶道。

一位八十多歲的婆婆，中風後導致臉部咬合的顳顎關節形成慣性脫臼，只要嘴巴張太開，抑或咬硬的食物便會脫臼，閩南話所稱「落下頦」。在各大醫院及診所輾轉近四年都不見好轉，每次脫臼就掛急診，固定工具從橡皮筋、鐵絲，再到打釘子，仍舊無法徹底解決問題。每三到四個月便會無預警脫臼一次，每次衝急診，即便是該院主治顳顎關節相關的醫師，也不見得有能力將婆婆的下巴迅速復位。痛啊！那年除夕夜，大家就只能在急診室團圓了。誠然，也有遇過善於下巴復位的醫師，不到幾秒就能順利將下頷骨歸位，但不見得每次都能幸運碰上。婆婆起初來診所就診時，家屬表明顳顎關節問題有固定看其他醫師，我便將治療重點放在改善手腳的協調度。一段時間後，家屬提出媽媽脫臼的情況一直不見好轉，下巴脫臼的疼痛難耐、照護家屬的時刻警覺、急診醫師的手忙腳亂，皆讓人倍感困擾。於是我便著手直接在婆婆臉部的咀嚼肌群下針，自此之後，便再沒聽過婆婆的下巴脫臼了。

到此我們綜合分析上述的案例，從第一章僵直性脊椎炎的先生，我們要知道，通常罹患自體免疫疾病的患者，皆有著一項共通性，便是精神上緊繃不易放鬆，時刻對人、對事、對自我都有高標準的要求，連帶身體肌肉處於緊縮狀態。起初的反應是交感神經亢奮，漸漸的，演變成自律神經失衡，眼看自己無能為力放鬆，緊張感更持續高漲，最後導致免疫系統失常，身體開啟內戰、抗戰、混戰。當然，這類疾病和遺傳也有關係，曾經，我遇過這樣的一家人：過敏性鼻炎的媽媽，異位性皮膚炎的爸爸，僵直性脊椎炎的兒子，多發性硬化症的女兒。源自於基因，肇因於環境，醞釀於思維，顯現於身體。

免疫神經內分泌交互作用（Immune-neuroendocrine interactions）在一九八五年由瑞士學者 HO Besedovsky 提出，爾後，美國學者 Blalock 奠定了神經內分泌免疫學，並出版教科書。自此，神經免疫內分泌網絡

（neuroimmunoendocrine network）一辭廣泛運用在現代醫學中。意即，治療此類免疫系統攻擊自身的疾病，在這三大系統間該如何相互制衡就成了關鍵性的突破口。

《黃帝內經．素問陰陽應象大論篇第五》：「人有五臟，化五氣，以生喜、怒、悲、憂、恐。」五臟藏五志，意即，人的內在臟腑和情緒相關聯。**《黃帝內經．素問五臟別論篇第十一》：「五臟者，藏精氣而不瀉也。」**又，**《黃帝內經．靈樞本神第八》：「血、脈、營、氣、精、神，此五臟之所藏也。」**五臟主藏精，血、脈、營、氣、精、神六者，皆屬於精神一類，相互關聯、相互影響，在一定程度上可相互轉化。**《黃**

帝內經・素問宣明五氣第二十三》：「心藏神，肺藏魄，肝藏魂，脾藏意，腎藏志。」由此可見，人體的神、魂、意、魄、志及喜、怒、思、憂、驚等精神活動，都靠五臟的功能調節。中醫理論所講的臟象，實則在每一臟中皆包含了西醫所言之神經免疫內分泌網絡，而各臟間，亦保持著動態平衡，相互依賴、相互制約，以氣血陰陽為共同物質相互傳遞信息，保持整體的協調與統一。

拾起被遺忘已久的天賦

紓環波針法，固然能透過經絡概念，鬆解遠端的腳踝扭傷，但同時，針刺局部的肌肉，亦是本身肌肉筋膜的放鬆。頭部、臉部以及頸部的肌肉，會隨著情緒波動出現無意識的強烈反應：緊繃，換言之，頭、臉、頸部肌肉長期緊縮的人，身心狀況通常不太好，而當頭部與頸部的緊繃成為慢性症狀，光憑自己的意志力根本無法舒緩收縮的肌肉，連帶頭蓋骨逐漸卡死。因此，鬆解該處肌肉，除了伴隨情緒的釋放外，更進一步對頭蓋骨的緊繃程度產生影響，人的顱骨與腦、脊髓的硬膜系統相關，藉由頭蓋骨的釋壓，便能促進腦脊髓液的循環，大腦皮層的壓力、情緒和思維過程可以影響自律神經的活動，因此間接改善了自律神經失調現象，讓發炎反應下降。顱骨影響頸椎，頸椎回正，伴隨著腰椎、薦椎重新對位。

脊椎校正了，自然能平躺睡過夜；發炎下降了，生物製劑自然用量減半。

第二章提到，透過全息律的概念，胸悶背痛的患者得以舒緩。更進一步探討，五臟主五志，中醫裡的臟器一直都不僅僅只言功能，更有心智的存在，心肺區的紓解，能讓患者在精神層面得以釋壓。全息律的心肺區，亦對應阿育吠陀的眉心輪，也稱之為第三隻眼，此區外顯的便是主宰人內分泌系統的腦下垂體及下視丘，身體以此來和直覺力相連，與中樞神經系統息息相關，眉心輪前出口為印堂穴，後出口為風府穴，是全身上下堪稱最強大的抗壓和放鬆穴位。而，印堂亦相當於足太陽膀胱

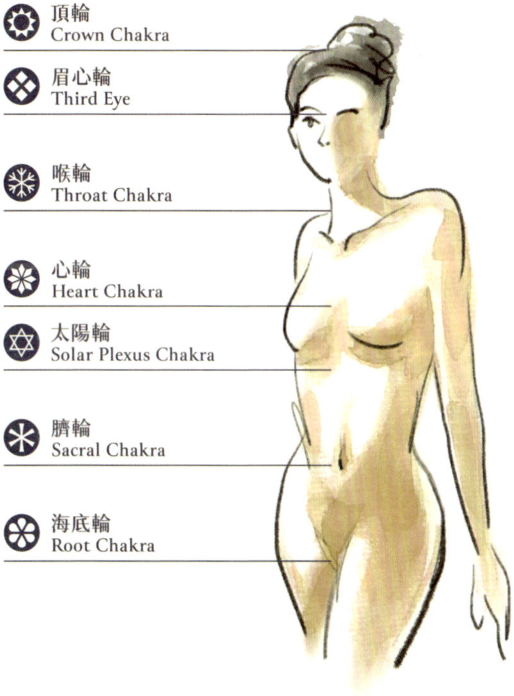

人體有七大脈輪，每一個脈輪都有對應的經絡穴位。

經的穴位區：包含睛明穴、攢竹穴，針刺此處，連同背部也能得到舒緩。又，《黃帝內經．靈樞經脈第十》：「胃，足陽明之脈。起於鼻之交頞中，旁約太陽之脈……。」睛明穴為足太陽膀胱經、手太陽小腸經、足陽明胃經、陰蹻脈之交會穴，因此連帶著氣血能走胃經，途經前胸、腹裡，解除胸悶感。前胸悶，後背疼，從肉體，從心靈，都在針下得到真正的釋懷與陶然。

現代人生活壓力大，夜晚磨牙的人日增，甚至不自主養成咬牙的壞習慣，顳顎關節的探討隨之成為顯學。本章所提及下巴脫臼的婆婆，透過針扎於頭面部的咀嚼肌群，便能將難題迎刃而解，背後運用的道理，就是西醫解剖學的知識。

顳顎關節症候群，在牙醫師看來，是個不好處理的問題，治癒率也偏低，此症往往衍生出許多全身性的狀況，據統計，包括糖尿病、心肌梗塞、高血壓、失眠、胃食道逆流、脊柱側彎、步態不穩等問題，女性平均發病率比男性高出三倍以上。和顳顎關節相關的臉部肌肉主要是咀嚼肌群，分別是咬肌、顳肌、翼內肌、翼外肌，此四條肌肉也稱之為壓力反應肌群。因此，當下巴在運動時，如何讓關節活動、肌肉張力、牙齒咬合及支配的神經達到平衡，是治療此症突破瓶頸的要點。

每個人，皆存在多層次的實象，可以一一地從不同維度獲取訊息。

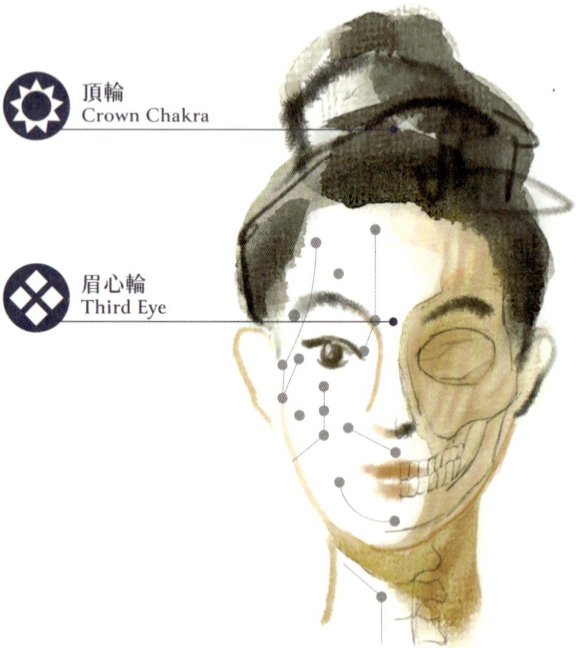

每個人，皆存在多層次的實象，可以一一地從不同維度獲取訊息。

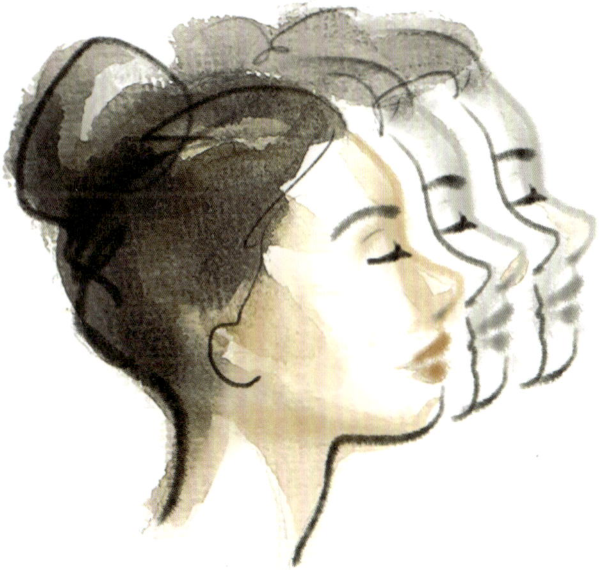

針灸在顏面部位的特定位置及特殊入針方法，可以激發出不同層次綜合的功效。

第四章

謀定，中醫理論精準落地

「實踐見真知。」已故耳醫學之母黃麗春教授總如此提點著我。古書中的理論，透過臨床的反覆修煉、驗證，不再止步於坐而論道，中醫師始能跳脫症狀的桎梏，理解並堅信，為何不是頭痛醫頭，腳痛醫腳，這不容易。中醫不是魔法，不虛無，不杳渺，更不冥茫，他來時，穿過冬，渡過河，足跡遍遍。所以，

莊周夢蝶，不荒誕、不洸洋，他知蝶，識蝶，也是蝶。

自彼則不見，自知則知之——稜鏡效應

大多數醫師在學習不同門派的針灸方法時，往往僅侷限於一個層次去探討問題，然而，人體之繁雜，何止一方維度能夠去概括詮釋。

內應臟腑面診圖，密密痲痲的器官和肢體部位遍布於臉上；對照著手邊 Netter 解剖學圖譜，肌肉筋膜血管神經韌帶交錯盤雜；再抬頭看向銅人模型上的穴位及經絡四通八達；及躲在犄角旮旯裡的德國 3D 全幅模型骨架；伴隨著桌上陣陣襲人的降真擴香，我時常就這麼盯著他

們在診間發呆。

或許，我們每個人背後，都潛藏著一個更高的來歷。

中醫學的書何其多，針灸的理論與方法亦隨時代推陳出新。古典針法，衷於傳統經絡穴道的運用；全息律概念，體現在手針、耳針、眼針、頰針、臍針、腹針、舌針、鼻針、第二掌骨針等等；皮下筋膜層，強調不痛的浮針、腕踝針；還有交叉對應，平衡針法、八卦針法、易理針灸等等。以上各派針法皆有擁戴者及傳人，在臨床驗證上也確實有療效。然，每套針法都有它的侷限性和功效範圍存在，稜鏡效應的可貴之處，便是整合、歸納及跳脫一家之言的束縛，一根針扎入人體，該如何走，

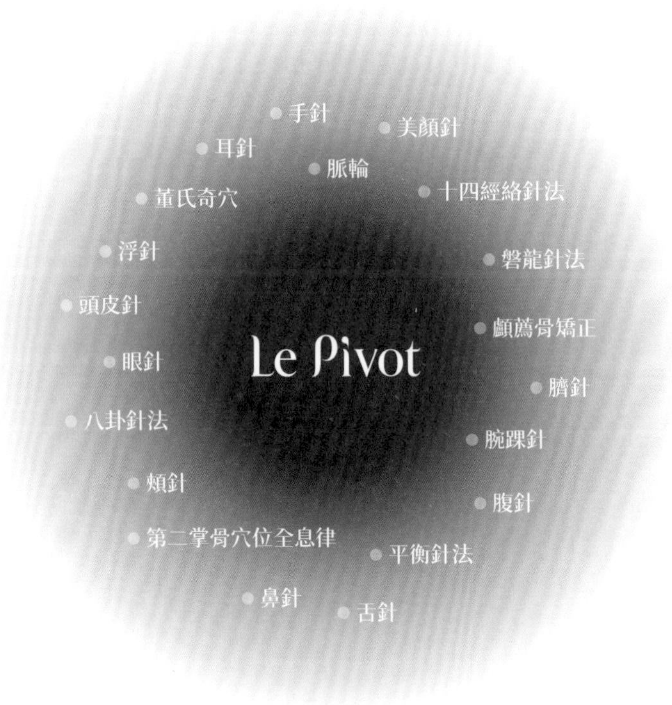
手針
美顏針
耳針
脈輪
十四經絡針法
董氏奇穴
浮針
磐龍針法
頭皮針
顱薦骨矯正
Le Pivot
眼針
臍針
八卦針法
腕踝針
頰針
腹針
第二掌骨穴位全息律
平衡針法
鼻針
舌針

「紓環波Le Pivot」的可貴之處，便是整合、歸納及跳脫一家之言的束縛，
亦隨時代推陳出新。

運用的是何道理，應達到怎樣的效果，在稜鏡效應下每一步皆清清楚楚，讓一套套的針灸術，不再只是花大把鈔票學完之後，最終只有大師自己能運用、自己懂。

稜鏡效應，貫通中西醫學學理，包括經絡穴道、全息律、西醫肌肉筋膜解剖原理、顱薦骨矯正理論，再到印度阿育吠陀的脈輪能量中心。治病與美容的魅力，便是透過上述理論，臨床實踐於身體中的能量與結構，協同出療癒效果。

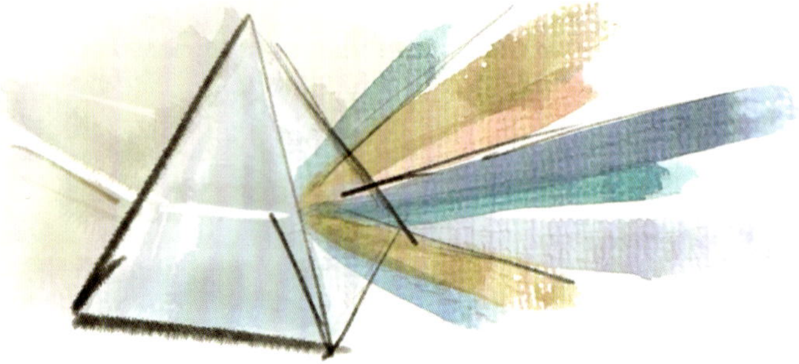

稜鏡效應，包括經絡穴道、全息律、肌肉筋膜解剖原理、顱薦骨矯正理論，再到印度阿育吠陀的脈輪能量中心，五個層次的功能，實踐於身體中的能量與結構，協同出療癒效果。

紓，紓解。

環，氣、血、津液物質在身體中循環無端。

波，身體能量傳遞的形式，如電、聲、磁、光等等。

紓環波針法，能有效強化臉部的深度支撐，重塑骨骼及韌帶筋膜層間的連結，復位提拉的概念，有別於傳統醫美的填充，我們必須知道，老化不是只有皮膚，而是從骨質流失、筋膜鬆脫、肌肉鬆弛、皮膚塌垮等同步發生，臉部若無支撐力，填充物只會隨著年齡跟著下垂，最終淪為饅型臉。看似由外而內，實則由內而外的紓環波肌膚復甦針法，不只臉蛋透光，更進一步從抗衰老蛻變為逆齡。

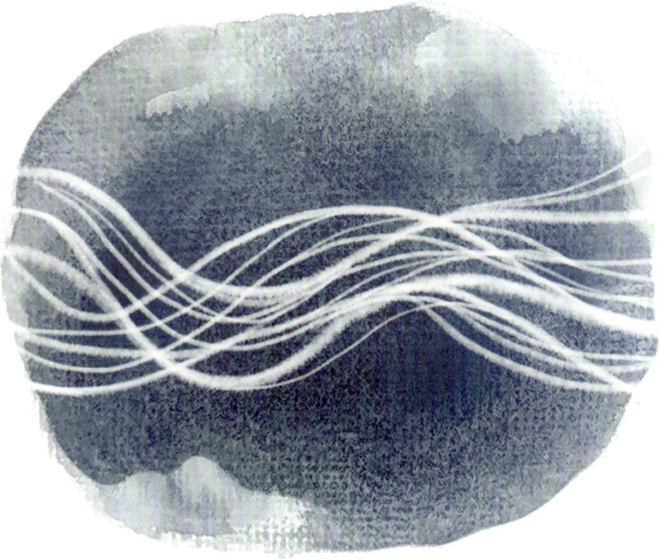

氣，以能量波傳導的方式，將效果傳達至全身。

初始的細微變化，啟動連鎖蝴蝶效應

「記得三件事：第一，你的基礎知識，中醫從《黃帝內經》的中醫基礎理論紮根，再到內、傷、婦、兒，西醫的生理、解剖，再到各科病理；第二，臨床實踐，你能不能把書上所言穴位的功效針到位，或將傷科手法、中藥療效發揮出來；第三，辨病，你看不看得出來眼前這位病人真正的問題在哪裡。如果第二或第三碰壁了，請再回去看第一。」在醫院，我總是對實習醫師這麼說。

《黃帝內經．靈樞九鍼十二原第一》：言不可治者，未得其術也。

「學長，你上次針臉改善腰痛那招，我試過了，沒用。」從沒有學生這麼挑戰過我，這實習醫師有膽識。我笑而不答，逕自走到診療床旁。

「今天哪裡不舒服？」我問。

「左邊腰在痛，很緊躺著很不舒服，晚上都痛到睡不著。」看著患者左躺也不適，右躺也不自在。

「現在動動看。」我在患者臉上扎幾針後說。

「咦！鬆開了！怎麼會這樣？剛剛明明還很痛啊！」患者驚訝的說，

左手一直探向後腰找尋剛剛的壓痛點。

「因為有學生挑戰我，說我的針法她用了沒效，所以我要證明給她看。現在的老師可真難當！每次來上診還要表演。」我笑了笑，推著診療車前往下一床，留下能平躺休息的患者及一臉納悶上下打量著針的實習醫師。

紓環波針法，之所以能展現出驚人稜鏡效應的關鍵，便是「到位」。

蝴蝶效應（Butterfly effect），一九六一年由美國氣象學家愛德華·羅倫茲（Edward Norton Lorenz）提出。任何事物在發展的過程中，任何一個初始條件的細微變化，終將導致整個系統發生長期且巨大的連鎖反應，最終羅倫茲總結了他的發現，並提出了著名的混沌理論（Chaos theory）。針扎在臉上，無論手法如何，都能協助刺激臉部肌膚產生膠原蛋白的修復及堆積，但要能產生稜鏡效應，就得在每個樞紐點上，從進針方向、深度、位置有所要求，臉上每一部位的處理、所運用的理論皆環環相扣，如此才能真正重啟健康的氣血循環，猶如太空梭回到地球，其角度需推算到位，方能精準落地。

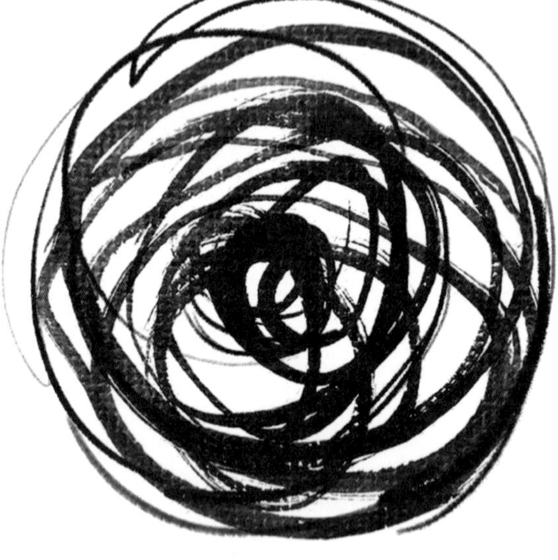

蝴蝶效應，係指任何一個初始條件的細微變化，終將導致整個系統發生長期且巨大的連鎖反應。

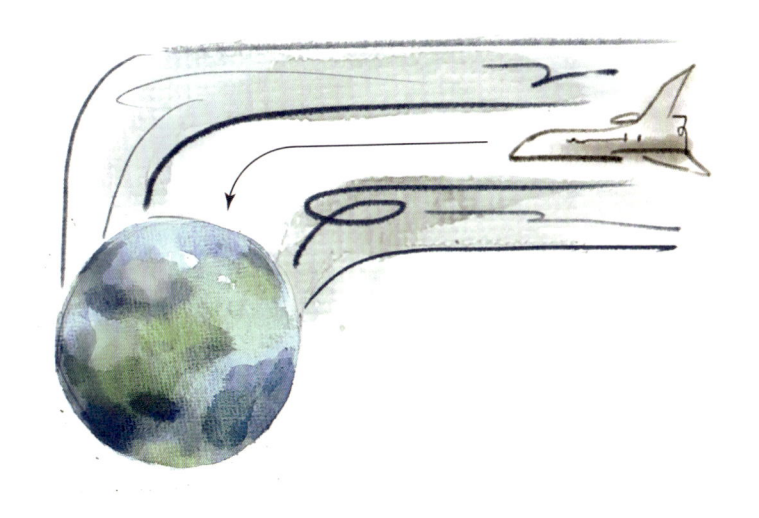

要能產生稜鏡效應，就得在每個樞紐點上，從進針方向、深度、位置有所要求，才能真正重啟健康的氣血循環，猶如太空梭回到地球，其角度需推算到位，方能精準落地。

第五章

堅持，醫與病的彼此相長

許多對病情幾乎面臨絕望的患者與家屬走進診間時，我看到他們渴望獲得重生機會的眼神，總是鼓勵他們：「健康的事，不是看到希望，才去堅持，而是堅持之後，就能看到希望！」我從不放棄任何一位向我走來的患者，必竭盡所能與其同一陣線，對抗疾病。

飛越死蔭幽谷的蝴蝶

二〇一八年中旬，一位正值花樣年華的高中少女踏進我的診間。這是個考驗，無論對我、對她、對家屬。她在一次學期段考前，因精神壓力大，忽然間，紅斑性狼瘡[1]大發作，引發心肌炎，立馬進行開心手術，手術後隔天中風，造成左半邊癱瘓，合併視野缺損、癲癇。三項重大疾病，接二連三發生在她身上，瘦小的身體，由媽媽攙扶，一跛一跛地走進我的診間，她的眼裡，不是焦慮，不是難過，連沮喪也不是。如同被這世界遺棄的一枚破片，乘著風，飄盪在廢墟中，漠然無所向；而她的母親，繃緊著身上的每寸肌肉，渴望從我這汲取，那怕是最後一滴的希望。我當時想，我該如何鼓勵眼前的女孩？

「任何在我們身上所遭遇的不幸，都有上帝的美意，或許祂要藉著我們來鼓勵其他像我們一樣受著病苦，與病痛奮鬥的人們。」看著她，我說。

治療過程中，這位堅毅的女孩沒有讓大家失望。怕痛的她，每次來針灸都緊握媽媽的手，以及她的小豬布偶，一次次地，她進步了，從手能抬高，走路變穩，到能回學校持續她的課業，甚至還得到勤學獎的嘉許！紓環波針法在她身上，又讓我更進一步整合出神經免疫內分泌網絡（neuroimmunoendocrine network）間該如何平衡的一套邏輯。如今她在美國就讀大學，上次回來雀躍地跟我分享她在醫院檢驗的成績單：「每項指標都沒有紅字喔！」已停了西藥，只吃著中藥持續調理的她，眼底盡是陽光。連西醫都不禁開始懷疑，她到底是不是紅斑性狼瘡。

雨過自會天晴，紅斑性狼瘡患者臉上特有的蝴蝶斑，雖未發生在女孩臉上，但她如今的重生，像極了一隻斑斕的蝴蝶，未來的世界，是花園。

觀之整體掌握病因

「當天第一次針完奇蹟立即發生，眼睛裡約三〇％的混濁液體居然就被方醫師的妙手抹去，手機上的訊息已能略為看清，當下既驚喜又內心五味雜陳，因為西醫告訴我沒救，方醫師卻在一小時內，救回我的眼睛！之後到第六次針灸已經恢復視力九九％，真是太神奇了！」

——陳先生（二〇九年治療）

在現代西醫醫療體系下，有些疾病會被判定為「不可逆的狀態」，然從中醫的角度切入，不盡然是如此。中醫是從整體的角度去看待疾病，所以透過人體各部位相互牽動的關係去尋找病因，便能有所突破，並非無法改進和治療。陳先生是重度近視的視網膜病變高危險群，因工作用眼過度，導致一隻眼睛視網膜破裂出現五個孔，「眼睛就像被注入混濁的汙水般視力完全模糊！」他回憶道。

透過雷射光束修補洞口，醫師表示：「這種狀況不可逆，沒辦法治療。」領了消炎眼藥水後返家的他，心情沮喪，試圖說服自己接受往後的日子只剩下一隻眼睛能看清，才五十出頭的年紀，是該好好放鬆心情保住另一隻眼睛。豈料，一週後同一隻眼睛又出現第二次破孔，更混濁的汙水再次冒出，緊急前往醫院回診，得到的只是一句：「沒辦法了，也沒藥醫，你不要做劇烈運動。」驗個光，檢查一下，這次連消炎藥水也不用領了。他的世界忽然一半，全黑了。

因緣際會，他陪著老婆到我診所回診看更年期症狀，我一聽他的症狀就請櫃檯小姐臨時插號，第一次針灸便讓他的視力有所改善，紓環波針法打開了他眼底的希望，回診共六次，視力恢復九九%，這鼓舞著我，朝向更多眼睛疾病努力，無論是視網膜剝離、黃斑部病變、視神經萎縮等，都持續看到患者們的進步。

另一位長年飽受脊椎疼痛之苦的患者，在各中醫診所往返，就是希望能透過針灸改善脊椎僵直疼痛問題，然而卻一直無法減緩不適，甚至

眼睛經由中醫治療的驚奇改變：

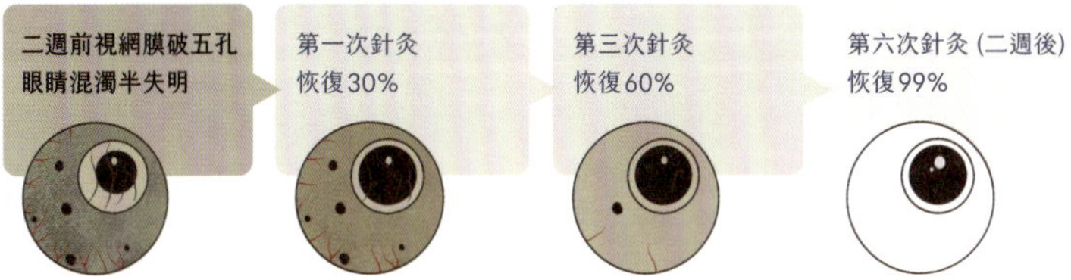

感謝 方醫師的大恩！
陳先生

曾嘗試整脊療法，症狀皆無改善，爾後身體也接連出現其他狀況，像是失眠、胸悶、左腿無力與視神經退化等。他來到我的診間，我施以臉部、手腳部位的針灸，同時再三叮嚀患者生活作息正常、適度運動，並向內觀察身心，也教導其能夠穩定心緒的呼吸法，多年的身體問題皆逐漸獲得舒緩。

「雖然方醫師針灸的部位是那麼令人費解，不過事後證明它才是真正可以處理我問題脊椎的方法，因為下針之後謎底立刻揭曉，凡是跟醫師報告的疼痛部位，會在下針後的幾分鐘內立即改善，對症之精準度即使比擬為「衛星定位」也不為過了，更加高明的是這種特殊手法不會有身體急遽虛弱的後遺症，就連一周兩次也沒有影響。」

「更特別的是，幾年前因為不正確的靜坐方法，所造成的體內一股移動性壓力也在治療中輕鬆化解，在這之前甚至有醫師懷疑這股壓力是不存在的（時下很多中醫都對「氣的現象」抱持否定態度），還要我重新思考正確的描述用語。透過方醫師的治療，我更加肯定中醫的治療若能從整體的層面去發揮，重視經絡走向與氣的流動而非症狀處理，將令針灸發揮更深層的調理功效。」

——非典型僵直性脊椎炎患者（一〇九年治療）

註解：

1. 紅斑性狼瘡：屬於人體自體免疫性疾病中的一種。此病會影響體內多種器官，除了侵犯人體的關節、肌肉及免疫系統外，尚會破壞皮膚、神經、肺臟、心臟、腎臟等器官。狼瘡好發於女性（十四歲至四十四歲），男女比約一比十，通常年紀輕的病人症狀較嚴重。

第六章

提攜，精益求精堅定心性

「妳要知道，很多事情，不是不可能，而是妳有沒有那個能力做到。」聽完實習醫師的困擾後，我這麼回應她。什麼叫做醫療資源的浪費？是現代醫學儀器有極限，還是醫師本身的學藝不精？面對患者家屬的不放棄，找上了你，你也許就是他們的唯一。

不只是心靈雞湯

我在仁愛醫院中醫部擔任醫師約有二十年，該院為教學醫院，總有實習醫師跟診，多年後從學生口中提起，才知道在他們實習醫師專用的主治醫師教戰手冊中，我被形容是「心靈雞湯」，無論我抽問的問題，學生回答的方向、邏輯是否合理；抑或讓學生有機會當場下針，持針姿勢、角度、穴位是否到位，我總是笑笑的看著他們，適時的給予引導和勉勵。

「今天跟完診，發現學長你何止是心靈雞湯，簡直包含鴨湯、鵝湯、魚湯、排骨湯甚至是佛跳牆啊！」我從未聽過這樣的跟診感言，很是新奇。

「你們以往的學長姊，每次跟診跟到最後都去做自己的報告，不然就是到診間看書，很少人問我問題，可能是感覺我怎麼針都是那些穴道吧！」我說。

「那是他們看不懂何謂大道至簡啊！」聽到學生這麼說，我愣住了。

「今天早上從第一床開始跟，跟到第四床我就發現不對勁了，奇怪，患者不同年齡、不同主訴、不同症狀表現，怎麼學長處理的方式幾乎一模一樣，這不就是中醫異病同治的概念嗎？學長是怎麼想的啊？」在仁愛看診這麼些年頭，從來不曾有學生如此單刀直入的問我。

「這往後我們可以慢慢討論。妳現在實習，有沒有遇到怎樣的問題和困難呢？」

「嗯……，我不喜歡去西醫會診，尤其是那些已經被判定腦死，靠著三管[1]存活的患者，針灸還能有什麼幫助和意義嗎？之前在西醫見習時，開始學會理性思考患者痊癒的機率，什麼叫做有尊嚴的活著，感情用事在醫學上有時反倒會壞事。」呼吸照護病房裡，病人死氣沉沉的癱著，大多數必須借助呼吸器規律的運作，強迫空氣進出他們的肺臟，才能讓生命徵象延續。病房氣氛是沉重的、氣味是讓人想捏緊鼻子的，醫護人員及家屬是讓人敬佩的。

「妳這個觀念要改。」我說。看著學生愣住的表情，我持續說道。

「妳要知道，很多事情，不是不可能，而是妳有沒有那個能力做到。當患者家屬在絕望中仍抱持一線希望找上妳時，妳該用怎樣的態度去回應他們的期望？對我來說，只要家屬不放棄，我也絕對和他們併肩奮戰到底。」聽完我的話，看著學生故作鎮定地緊抿雙唇，眼珠打轉，默默低著頭。此後，只要是我的診，即便不是她當班，她也會準時出現。

《黃帝內經・素問異法方宜論篇第十二》：故聖人雜合以治，各得

其所宜。

多年後我才知道，那天聊完，外頭下著雨，學生邊淋雨邊哭著走回家。她難過，難過自己當初報考醫學系的初衷，在多年後漸漸轉變。沒有對錯，而是選擇不同，醫師不可能做到兼愛天下，天下蒼生何其多，人救不完，在保護自己的同時，身為前輩，我必須以身作則的告訴每位我教導過的準醫師們，一定要認真對待，那每一位願意踏進診間，向你走來的患者。

從昏迷指數三到甦醒的奇蹟

「也許是久了、疲累了，只能期許而不敢奢望這可成就多少。但神奇的是也沒一個月，這復健狀況確實多有陸續變化的偶發進展，最奇妙的是醒了（一開始很累，只是一開眼講一句話但隨即都有陸續逐漸認識認知的發展），身體狀況也從長期臥床不能動，腳筋過硬不能彎，到有些意識後可以陸續學習站立、走路，直到現在（針灸後近三年時間），已經可以不用拐杖試著自己走了（這狀況都是逐步一點一點進展的，很難一一陳述，但確實是從不能動、腳筋過硬難動、沒手腳意識、不一致，陸續一直進步到有進展且神經全部接上的感覺）」！

——病患家屬心聲（一〇〇年至一〇三年間治療）

一位七十多歲的婆婆因為蜘蛛網膜下腔出血後，呈現昏迷指數三已一年多，被醫師判定為植物人，家屬透過各種管道四處求醫，最終輾轉走進我的診間。

「方醫師您看這還能好起來嗎？」拿著厚厚一疊報告，婆婆的媳婦焦心的問。

「如果你們願意，我們就一起努力！」於我而言，這是以往從未嘗試過的挑戰。

家屬願意花時間、金錢、人力全力救治，我能做的便是全力配合，一周三次針灸，每下一針皆是祝願：「我要讓妳好起來。」那蒼白的雙腳直直伸向床尾，僵直的雙手捲曲在胸前，身上的氣切管、尿管、鼻胃管，在在提醒著我她是植物人，唯有持續起伏的胸口回應著我，她在此刻生命的位置。我不去想，還要多久。

「方醫師！我媽媽醒了！」某天早上醒來，看到手機裡的訊息，人瞬間清醒。我真的做到了？時值治療後約莫一個月。家屬描述，昨天針灸完載媽媽回家，由看護陪同坐在後座，忽然間：「遮是佗位？」婆婆醒了，第一句話便問自己在哪裡，在前方開車的兒子驚嚇後便是狂喜，母親居然真的醒了。自那以後，婆婆陸續將三管拿掉，開始能進食，意識方面從一開始的答非所問，語無倫次，到逐漸能和家人對答如流。躺了一年多，僵直的四肢也在一次次的針灸後進步。前陣子收到家屬傳來的影片，是婆婆開心的參加活動隨著音樂四肢擺動，臉上燦爛的笑容，是這三年來大家齊心努力最大的禮物。

「在疾病面前，我們都是卑微的。」我始終這樣告訴自己。

無論疾病狀況，對我來說，都期望能幫助患者脫離陷入惡疾的痛苦。曾經，力挽狂瀾未必如願，我仍堅持陪伴他們走過艱辛、煎熬的最後一段路，有我在，不孤獨。因此，當家屬帶著近乎病入膏肓的患者來診間求得一絲希望時，我心中雖明白這病未必能經我手就可百分百痊癒，但我告訴自己，盡力，不留下遺憾，無論對患者、對我、對家屬。

註解：

1. 三管：指鼻胃管、導尿管、氣切管。

第七章

醫心，親力親為視病猶親

在一次訪談中，太太曾提到這段過往：「先前我曾幫他買過一件喀什米爾羊毛料的毛衣，結果手肘的地方卻磨破了。」每日看診不僅有針灸的治療，若患者能透過推拿整脊而獲得更好的療效，我會儘可能安排，即便這一類的治療方式非常耗時耗體力。因此，那件羊毛衣才會在手肘處磨損，這就是經常為患者放鬆肌肉筋膜時所造成的結果。

從心談起追本溯源

患者來診間尋求醫療協助時，從他們的言談中常常會發現，疾病的產生有很大一部分來自於長期的心理狀況，因此我會花適當的時間去傾聽患者的心聲，從中了解身體發出疾病警訊的原因為何，找出根源。

「方醫師啊！可以麻煩你去醫院幫我一位親戚看一下嗎？她現在人在醫院，現在她……她人已經昏迷了啦！」電話那頭傳來多年患者兼好友焦急的聲音。

「現在是什麼情況？」

「她一直有頭痛的毛病，昨天頭痛到去住院，今天忽然就昏倒了，現在人還在加護病房啊！」

「在加護病房我也不方便去，在醫院她會得到很完善的照顧，先不用擔心。醫師有查到為什麼會頭痛暈倒嗎？」我問，試圖釐清原因。

「癌症啦！是癌症，就跑到腦裡，然後說是從肺部跑到腦，應該很久了，懷疑是什麼肺腺癌，照了電腦斷層和核磁共振說是肺腺癌，現在怎麼辦？她現在一直昏迷醒不過來，是不是要走了？癌症會死人的，我根本沒辦法冷靜，只好打電話給你。方醫師我現在該怎麼辦啦？」越說越急的她，幾近歇斯底里。

「去廟裡問神吧！」我說。

「平常都有在拜拜對吧？去問神明吧！」認真的，我再一次勸慰她，去問神。

當天她回覆我，神明說不會死。隔天上午她親戚醒轉過來，出院後下午就到我診所了。她被抱著進來，全身癱軟無力，說起話來氣若游絲，頭痛的毛病已多年，認真計算也不知從何時開始。中醫治療方向為扶正祛邪，患者持續吃著標靶藥物艾瑞莎（Iressa），而我則透過針灸，持續加強她整體氣血循環，開啟她的自癒能力，因為任何藥物都無法比自己的免疫系統更能對抗病魔，且服用抗癌藥需具備足夠的體力與元氣，透過針灸，改善睡眠、食慾、便祕，漸漸儲備身體能量。因為她的肩頸異常僵硬，因此我都會額外再多花時間幫她推拿，用手肘去加強她肌肉的放鬆。爾後，她從被抱著進來，到被攙扶，之後自己走進診間，為期半年，生活開始能自理。但，我很難改變她的情緒。

「今天天氣這麼冷，妳怎麼也不知道穿長褲！這麼短，能看嗎？」她說。

「又不冷，怕冷的是妳又不是我。」她女兒，就讀高職，正是青澀敏感的年紀，自顧自地刷著手機。

「妳自己問方醫師，女生穿這樣是不是不好。」不放棄，就是要女兒別穿短褲，似乎和天氣冷不冷沒直接關係。

「那有什麼不好！有病的是妳又不是我，妳能不能不要管這麼多！」砰！診間門被她女兒一摔，驚動了在場的其他患者，而診所助理們已對這樣的境況見怪不怪，熟練地安撫大家。

這就是她的家庭日常，和女兒講話，不到三句就能吵架，每天都在戰爭，一路從現實生活中打到自己體內，精力消耗殆盡後讓癌細胞能伺機而動。總說清官難斷家務事，醫師也難治癒家人間的矛盾與心結啊！我每每勸慰：「話要好好說。」一句關心，會因著不同角度、不同口氣而產生不一樣的效果，從責備、反問角度出發的講法反倒會讓關心變質，適得其反，讓彼此關係更緊張，這需要學習，我知道不容易。

生活能自理後，她還跟我請假，開始隨廟裡去進香，而我也邀請她到診所分享治療的心路歷程。從前生活沒目標，只知道養病的她，變得會規劃往後的日子該做些什麼。就這樣，一路到了確診罹癌後的一年，腫瘤科醫師叮囑她回醫院進行例行檢查，她來針灸時跟我說，想拖過農曆七月再去，會比較安心。

「方醫師，我親戚走了。」

「誰？」我驚訝的問，雖然心裡已有答案。

「就×××，上禮拜去醫院回診，一進醫院當天晚上感染發燒，緊急轉加護病房，連燒三天後就離開了。當我知道消息的時候，她已經走了。」聽著她平靜的道來，沒了過往的驚慌失措。因為，我們都知道，在這段日子裡，我們都盡力了，沒有遺憾，無論是患者、是我、是家屬。

若不改變，就很難改變了

「先不要去想數字。」我說。

一位乳癌患者，腫瘤轉移到右肋膜腔，引發積水右脇肋疼痛，連帶右側髖關節也疼痛難耐，記得當時她自己來看診，沒人陪伴，顛簸費力地獨自走進診間，檢驗報告單上，癌指數 CA-153 飆高到三千多（正常參考值小於二十五 U/mL（各廠牌的檢驗試劑所訂的正常參考值皆不同，此處僅供參考））。抗癌藥物造成她疲勞、口腔炎與白血球低下，情緒異常低落。主治醫生吩咐她在治療期間，不要服用中藥。然而，在服用高劑量維他命、飲食補充蛋白質後，都沒有顯著幫助，反覆發生的口腔炎困擾，她還是決定尋求中醫調理。

中醫的治療目標，先減輕右脇肋及右髖關節的疼痛為主，第一次針灸完，疼痛減輕，這給了她信心，開始相信症狀真的能改善，罹癌仍有希望痊癒。往後，每周固定兩次針灸，藉此減少她的止痛藥劑量，還有因疼痛折磨而漸漸消磨的意志。同時，我也建議黃小姐的飲食要注意，少吃燥熱類食物，包括餅乾、花生、堅果、芝麻、沙茶、烤的、炸的、辣的、甜的，她習慣以麵食類當主食，也在我勸說下改以米飯替代，持續一個月後，過去每天早上起床就開始流鼻水，或是因溫差大就引發鼻過敏、精神不濟的麻煩竟不藥而癒。

每三個月回診西醫抽血檢查，癌指數對半砍，從三千、一千五、七百五持續降至正常。經過一年多西醫標靶藥輔以中醫治療後，黃小姐右側肋膜積水情形改善，但還有些因為肋膜沾黏，造成右手活動或做大動作運動的緊繃感，癌症指數已由當初的三千多降至目前的三百多，仍持續改善中。新冠肺炎疫情後，她重返職場工作，但我仍提醒她，要記得生活及心念要改變，否則同樣的問題會再發生。

另一位卵巢癌患者，第一次來找我時是她治療五年後復發，面容萎黃，情緒低落。

「我明明都已經過了五年追蹤期了，為什麼會復發？到底原因是什麼？」一改剛才的冷靜，她很憤慨。

「請問妳這五年來都做了什麼改變？」我問。

「我把原本忙碌和壓力大的工作辭掉啦！之後我一直都有參加一些身心靈療癒課程，還有瑜珈課、氣功、藥膳、插花、油畫，從運動、飲食、藝術上去改變我的生活，我一直都很努力在改變！」認真地看著我，她說。

「妳把日子過得這麼充實，如果課堂和課堂間時間卡太緊，遲到怎麼辦？」

「怎麼可以遲到！我都繳錢了就是要認真學習啊！當然要趕著銜接下一個行程，之後還預計要籌辦畫展，還有成果發表會。」仍舊是認真的眼神，說著說著更加堅定了。

「妳有發現問題嗎？」

「什麼？」她呆住了。

「妳剛剛講了這麼多，妳的生活模式和思維有改變嗎？」我再追問。

「妳有發現妳把這些休閒都當工作，甚至是事業在經營嗎？」我直接點破。

「……」診間瞬間陷入沉默。

「妳若不改變，就很難改變了。」語重心長，希望她能懂。

這也是我們之間醫病關係唯一一次的對話，她從未再來過。或許，她又前往下一站，去尋找復發的原因。

第八章

精品，成就獨特美麗靈魂

「Le Pivot is a metamorphosis.」Le Pivot是蛻變、是超越、是時尚、是美麗，是永不放棄做最好的自己。用創新的觀念，突顯針灸醫學的價值，這是提出「紓環波Le Pivot」理論時，期待能為中醫帶來改變的重要想法，亦是對傳統醫學在現今社會發展上，超越過往的傳統思維模式。

5D維度重啟健康之鑰

稜鏡效應的五個維度5D，就是：

1. 全息律（Holographic law）
2. 經絡穴位（Meridian acupoints）
3. 肌肉筋膜（Muscle fascia）
4. 顱薦骨療法（Cranial Sacral Therapy）
5. 脈輪（Chakra）

《黃帝內經．素問移精變氣論篇第十三》：去故就新，乃得真人。

醫師的診療技術需不斷的精進，不厭接受新觀念，同時實踐更精準的針灸技巧，方能進一步提升醫術後達成醫療效果。美顏針的發展，透過「紓環波 Le Pivot」理論與針法，將其推往更高一層的境界，扎針的內涵與廣度不再只專注於臉部，更可以調動全身氣脈、鬆解肌肉筋膜、身體骨架結構，影響人從整個形體提升至心靈層次，方能「形與神俱」，全面體現上古《黃帝內經》中的生命哲學。

《黃帝內經．上古天真論篇第一》：歧伯對曰，上古之人，其知道者，法於陰陽，和於術數，食飲有節，起居有常，不妄作勞，故能形與神俱，而盡終其天年，度百歲乃去。

時尚中醫走出診間

自二〇二〇年起三年間，經過 Covid-19 新冠肺炎的疫情影響下，全球整體環境已大為改變，中醫逐漸獲得了更多人的關注，人們開始認識到其深厚的醫學理論。「紓環波 Le Pivot」作為一個創新的概念，將古今醫學觀念融入其中，突顯了針灸醫學的價值。

現代人對於健康與美的追求越來越強烈，更注重回歸自我。容貌不再僅僅是他人眼中的美，更強調以自我觀點看待身體，著重從內在散發出來的健康光芒，全方位照顧身心靈已經成為未來的趨勢。

「紓環波 Le Pivot」針法的核心在於啟動自癒的健康循環，實現「不治已病，治未病」的理念：這正是古今醫學治未病的究極精神。技術，在針法技巧上掌握到位；醫術，掌握技法後經由醫師治病能力而展現；藝術，讓患者能達至身心療癒，重新認識並肯定自我。這樣的理念，期待讓中醫走出診間，邁向時尚。每一位透過此套針法治療的人，都有機會成就屬於自己獨特的身心靈，不再盲目追求虛無的美麗，而是做最好的自己——這就是「紓環波 Le Pivot」所帶來的蛻變。

後記

巴黎行之一，接軌時尚之都

巴黎，世界公認的時尚之都，女性們的優雅、從容與自信影響著全球的潮流。「紓環波 Le Pivot」的核心宗旨：美顏與健康，再到全方位身心靈療癒，此一源於中醫瑰寶《黃帝內經》翻轉出的美學創意，讓「紓環波 Le Pivot」以文化外交的姿態走出台灣，和世界接軌。融合了醫學與時尚，這次出行，就如同一場醫藝術的表演與饗宴，為巴黎的美學注入一股東方活力，進行一場深度對談。

Health is the future glory

「Health is the new beauty.」初踏進第一間醫美診所，轉眼不經意瞥見牆上這一句話，我深深被撼動，文化不同我們卻有著共同的理念。此間診所經營項目涵蓋甚廣，結合醫療、運動、身心靈、飲食、保養等，在各個樓層進行著不同的療程與課程。

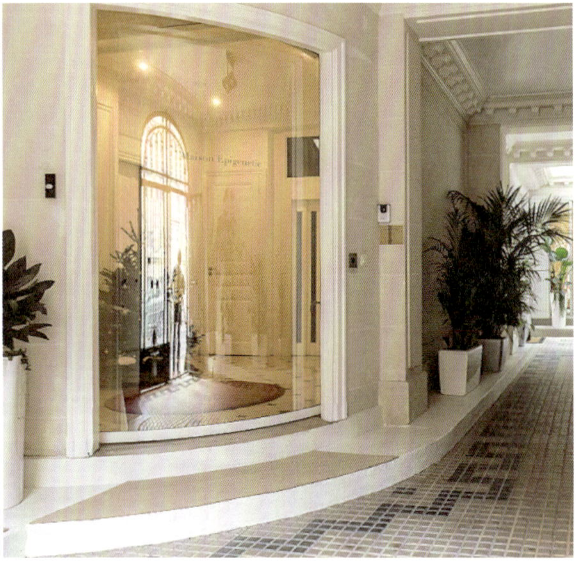

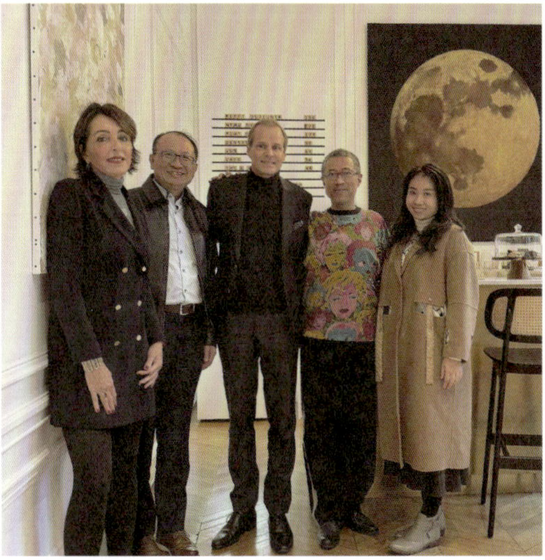

「紓環波 Le Pivot」的核心價值，完美契合法國醫美理念，美麗與健康兼具，是我們共同追求並推廣的生活態度及藝術。

在闡述過「紓環波 Le Pivot」的理念後，對方馬上理解，並簡單的問了幾個問題，討論進行一半，又有夥伴一起參加對話，他們聽完後旋即確認我們下回的行程，預約兩天後上午十點再見面，他們想進一步安排朋友來體驗「紓環波 Le Pivot」的魅力。

時間來到當天上午，首先體驗的是一位脊椎退化，日常行動較困難的老先生，看著年近九旬的他，簡單出一趟門仍盛裝打扮，西裝、領帶、吊帶、手帕等一應俱全，精神矍鑠。我請這位老紳士試著坐下再起身，觀察他整體的活動狀態，確實，若無枴杖輔助會很費力，我請他躺上診療床，就他的情況進行施針。

「現在起身走動看看。」拔針後我將他扶起，請他下床走走看。

「是個很好的體驗！」老先生在診療間來回走動，步態鬆泛了些。看著這位充滿生命智慧的老紳士對我肯定的笑容，我真想再多幫助他一些。

接著是一位二十歲的年輕人，因長時間使用電腦，肩頸僵硬，加上左膝蓋曾因滑雪受過傷，蹲下會疼痛。在施予「紓環波 Le Pivot」後，反饋很好，最明顯的是肩頸的緩解，連帶著蹲下後膝蓋疼痛亦緩解，臉上露出童稚與希望的笑容。

已近中午時分，下樓後，餐桌上已擺好了一盤盤五顏六色的便餐，每人一盤，有水煮南瓜、雞蛋、芝麻葉、藜麥，搭配巴薩米克醋及橄欖油，和一杯濃郁的黑咖啡，簡單烹調的原型食物，就能呈現食材最美味的天然純粹，一如這次的紓環波體驗，簡單的幾根針，回歸人最本真的自我。愉快的體驗、美味的餐敘、契合的對談，跟隨紓環波策略長葉兩傳（Bob）的持續帶領，故事在走，未完待續。

展現卓越，就是 Le Pivot

我們接著走訪位於蒙田大道（Avenue Montaigne）及香榭里榭大道（Avenue des Champs-Élysées）上的醫美診所。

「我膝蓋曾受過傷，現在只要伸展、半蹲都會疼痛。」一位法國退役的網球國手，是葉先生多年的好友，目前經營知名健身房同時也是職業的健身教練。我請他試著擺出會讓他膝蓋疼痛的姿勢，並指出痛點。躺上診療床的他，好奇我將會如何讓他多年的舊疾改善，我笑著說：「試著放輕鬆就好。」針灸的過程中，他仍忍不住睜開眼，眨啊眨，觀察我到底怎麼處理他的問題。

「現在麻煩你起來動動看。」臉上還扎著針，我請他起來走走。

「不痛了！就這樣？在臉上扎針？太不可思議了！我痛了好多年了

啊！」他一次次的做著會讓他膝蓋疼痛的弓箭步，反覆確認這是真的。他會心的向Bob眨眨眼致上了謝意。

「我嘗試過很多療法，無論是復健、注射、敷藥、按摩，甚至是針灸，都無法改善。」一位美裔法國企業家，坐在診療床上對我說，從商多年周遊世界，三年前因一次意外，左肩手術後導致局部沾黏一直無法根治，另外，右側鼠蹊部的一條筋連至大腿長年一直卡著，導致生活機能每天都受限。我請他躺著，看著他疑惑的眼神，我投以放心吧一切都交給我的微笑，心想，若不是經過他法國友人的大力推薦，他現在應該不會願意躺在這裡，畢竟美國哈佛醫學院的教授可是他多年的好友呢！

「現在起來走走看，肩膀也動動看。」拔針後，我說。

「鬆開了！短短二十分鐘的時間，怎麼這麼快!?」他驚訝於這平躺小憩的時間，竟讓他苦惱已久的緊繃感得到釋放。

「真是太棒了，我以前曾經請名中醫師為我針灸過啊！還買了昂貴的療程，針灸治療過一段時間，效果都沒有這次來得快和明顯，真的謝謝！萬分感謝！」他興奮之餘還邀請我一同合影留作紀念。

「不用客氣！你應該感謝介紹你來的朋友。」搭著他的肩，我說，轉頭看向健身教練。

一次次的分享觀念，一次次的正向回饋，一次次的，古老醫學被看見。夜幕降臨的那一瞬間，巴黎正美。

後記

巴黎行之二，紓環波 Le Pivot 驚艷展現

法國時尚女王香奈兒（Gabrielle Bonheur Chanel）曾說：「真正的優雅，奠基於簡約之上。」（Simplicity is the keynote of all true elegance.）紓環波的魅力，便是用最自然、簡單、順應的方式讓人找回最初健康與美麗的自己。此次出行，使命、期

待、忐忑複雜的情緒交織，法國人的兼容與肯定，讓我相信，人人都需要紓環波，它是醫學、是保養、是療癒，是時尚的生活態度。

臨床再印證

旅途將近尾聲，預定要去觀賞巴黎的「瘋馬秀」（Le Crazy Horse），看看錶，還有一小時空檔，便在凱旋門附近閒逛，晃著晃著走進一家具有五十多年歷史的收藏級文具筆店，喜愛搜集鋼筆的我，深受精湛技藝所打造的各式筆類吸引。當時恰巧遇見這家店第四代繼承人的老闆，是一位年逾六旬的女士，身形豐滿的她面露疲態，坐在角落，彎著腰，駝著背，專心修理著手上那彎折的筆尖。藉由接待小姐熱情的招待，我們開始交談，老闆得知我們從台灣來，對於行程是拜訪各大醫美診所並進行針灸技術的推廣很感興趣，也表明自己的足底筋膜炎已多年，每每踩地都會疼痛及麻木，Bob 便提議是否能讓我為老闆看看，她欣然接受。

我就著她店裡的透明展示櫃著手把脈，用指尖，靜心聆聽她傳達出來的訊息，店內一片寂靜，唯有牆上掛鐘滴答滴答，我無心去看現在幾點幾分。此刻，放下國籍、人種、性別、地域，我詢問並一一驗證指下訊號是否屬實，而她，則對把脈這項技術有了更深的激賞與信任。隨後，我請她坐著並在臉上施針。至於結果，沒有意外，不是驚喜，每下一針，我清楚知道我能改變哪裡。

「不會吧？我腳痛的範圍縮小了！走起路來也沒這麼痛了！這太讓人驚訝了！」看著她在店裡來回走動，沒了剛剛的眉頭深鎖，我很為她高興。她長年這樣痛著，每走一步都是艱辛，一次的機緣偶遇及攀談，意外開啟了她其實可以改變身體現狀的信心。再三道別後，看看錶，晚上七點三十三分，It’s time to go“TOTALLY CRAZY”!

最美的禮物：稜鏡效應

「這街道好眼熟。」下午結束行程，走出大樓後我前後張望著。

「再下一條街就是前天去過的那家鋼筆店。」遊歷巴黎近三十年的Bob說。

「時間還早，我們走過去看看老闆？」我提議。

「Oui, d'accord.」（好啊），Bob附議。

再次造訪，全店上下熱烈歡迎，這讓我有點不好意思。詢問老闆上次治療後的情況，她表示足底疼痛緩解很多，現在只剩趾尖前端還有些麻麻的，而困擾她許久的胸悶，在這一兩天意外的紓緩，這久違能深深深呼吸的鬆泛感，著實讓她開懷不少。因為隔天我們便要起行回台灣，我主動提出要再幫她施針一次，她再三感謝，而我，真心希望能讓她的情況再進步一些，再穩定一點。

「這是我親手做的鋼筆，送給你！」當老闆拿出鋼筆的那一刻，我又驚又喜。

「謝謝妳！太棒了！這個禮物太珍貴了！謝謝！謝謝！」除了謝謝，

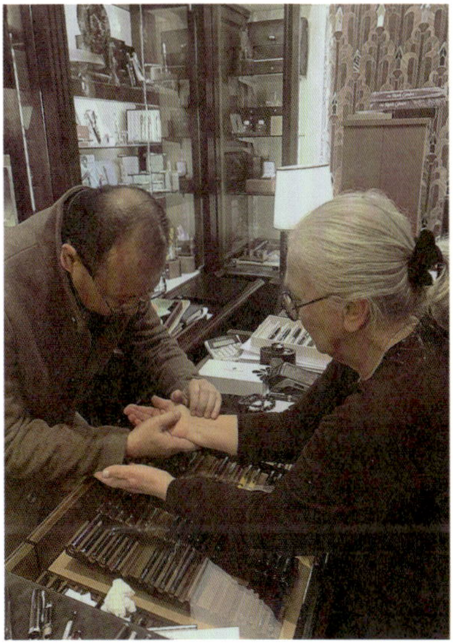

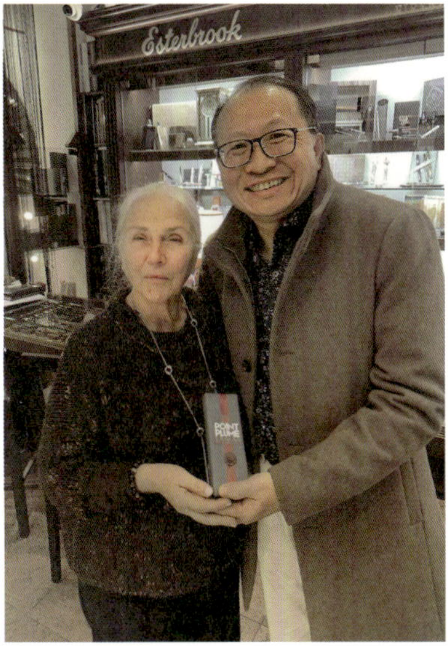

旅途的最後，意外的驚喜。老闆自遇見我後的身心靈轉變，是「紓環波 Le Pivot」稜鏡效應展現並回饋給我最棒的禮物。

我一時之間不知該說什麼。

「謝謝你們的到來，讓我感受到溫暖！」老闆說著說著眼角泛淚。她表述，自小她的身體就沒同齡的其他人健康，這讓她時常灰心，轉眼間也活到了六十幾歲的年紀，回想起來，太久了，真的太久了，原本已習慣和病痛共存的她，沒想到有一天，會因為台灣中醫師意外的到來，帶給她信心，試著對過往釋懷、和解、擁抱，轉身朝前邁進，並告訴自己，我可以。

此次前往法國巴黎的交流，雖然時間短暫，但這個國度對「紓環波

Le Pivot」針法所展現的效果感到驚艷與滿意，這讓我深信，向西方世界拓展這套理論，是一項值得全力前進的挑戰，也聽見內心充滿勇氣向前踏出新一步的雀躍，就如當年在九州遊歷後渴望走向世界的決心。站在巴黎鐵塔下，鐵塔的尖峰彷彿針灸那根針，直指雲霄，象徵「紓環波 Le Pivot」即將在全球綻放光芒。

大好文化　大好生活 13

未來的起點：紓環波

Le Pivot：Ancient grows future

作　　者｜方志男
策劃撰稿｜李文韶、胡芳芳、李燕妮
出　　版｜大好文化企業社
榮譽發行人｜胡邦崐、林玉釵
發行人暨總編輯｜胡芳芳
總 經 理｜張容
駐英代表｜張瑋
主　　編｜劉藝樺
編　　輯｜呂綺環、張小春、林鴻讀
封面設計、美術主編｜陳文德
客戶服務｜張凱特
通訊地址｜111046臺北市士林區磺溪街88巷5號三樓
讀者服務信箱｜fonda168@gmail.com
郵政劃撥｜帳號：50371148　戶名：大好文化企業社
版面編排｜唯翔工作室 (02) 2312-2451
法律顧問｜芃福法律事務所 魯惠良律師
印　　刷｜成偉印刷公司 0936067471
總 經 銷｜大和書報圖書股份有限公司 (02)8990-2588

ISBN 978-626-7312-09-4
出版日期｜2024 年9月12日初版
定　　價｜新台幣 580 元

國家圖書館出版品預行編目資料

未來的起點：紓環波／Le Pivot：Ancient grows future／方志男著. 李文韶、胡芳芳、李燕妮 策劃撰稿. -- 初版. -- 臺北市：大好文化, 2024.9
176 面；14.8×21 公分. --（大好生活；13）
ISBN 978-626-7312-09-4（平裝）
1.CST：針灸　2. CST：經穴　3.CST：美容
413.91　　113002295